Corinna Hembd

Kalorientabelle

Kalorien- und Fettwerte der Lebensmittel von A - Z

Originalausgabe

WILHELM HEYNE VERLAG
MÜNCHEN

Besuchen Sie uns im Internet:
http://www.heyne.de

Umwelthinweis:
Dieses Buch wurde auf
chlor- und säurefreiem Papier gedruckt.

5. Auflage
Copyright © 1998 by Wilhelm Heyne Verlag GmbH & Co. KG, München
Printed in Germany 2000
Konzeption und Realisation: Livingston Media, Hamburg
Redaktion: Manfred Immler
Gesamtbetreuung: Christine Proske (Ariadne Buchkonzeption, München)
Umschlagillustration: Christian Dekelver, Weinstadt
Umschlaggestaltung: Atelier Bachmann & Seidel, Reischach
Satz: DTP/Walleitner
Druck und Bindung: Presse-Druck Augsburg

ISBN 3-453-15048-1

Inhalt

Vorwort

Wir leben in einer Wohlstandsgesellschaft, die eher durch Überfluß als durch Mangel gekennzeichnet ist. Ein Besuch im Supermarkt macht das deutlich: Das Angebot an Waren ist unermeßlich groß. Und genau da liegt der Haken. Wie Ihnen unsere Tabelle deutlich zeigen wird, ist die richtige Wahl des Lebensmittels weitaus entscheidender als z.B. der pure Kaloriengehalt. Den bieten wir Ihnen hier hauptsächlich als gewohnten Vergleichswert.

Neue wissenschaftliche Untersuchungen haben nämlich ganz deutlich bewiesen: Nicht allein die Kalorienzahl ist unser größtes Ernährungsproblem, sondern der Fettgehalt in unseren Lebensmitteln. Genaugenommen haben Ernährungswissenschaftler festgestellt, daß es nicht darauf ankommt, wie viele Kalorien wir zu uns nehmen, sondern darauf, was hinter diesen Kalorien steckt – und zwar speziell bezogen auf den Fettgehalt. Die meisten Menschen nehmen täglich zuviel Fett zu sich. Wer das vermeidet, bleibt schlank, wer sich hier einschränkt, nimmt ab. Diese Tabelle soll Ihnen dabei helfen.

Die Autorin

I. Der wahre Feind der guten Figur: Fettwerte, nicht die Kalorienzahl

Jung, schlank, sportlich, attraktiv – wer all diesen Attributen gerecht wird, braucht auch keine Kalorien- und Fettabelle, er ist einfach hip in einer Gesellschaft, die diese Eigenschaften zu ihrem Schönheitsideal erkoren hat. Doch weit mehr als die Hälfte der deutschen Bevölkerung glaubt, diesem Ideal nicht zu entsprechen. Fast jede Frau ist über irgend etwas an ihrem Körper enttäuscht, jede zweite klagt über ihr Gewicht. Und gerade diejenigen, die ganz offensichtlich Übergewicht haben, sind in aller Regel Diätprofis, haben ihren Körper wahren Hungerkatastrophen ausgesetzt, haben abgenommen und immer wieder zugenommen (nach jeder Diät wurde es ein bißchen mehr). Für sie ist der Jo-Jo-Effekt nicht ein bloßes wissenschaftliches Phänomen, sondern gelebter Irrsinn.

Manche dieser Hungerkünstler können die Kalorientabellen schon fast auswendig aufsagen. Alle Ihre Bemühungen müssen jedoch so lange zum Scheitern verurteilt bleiben, wie sie Ihre Aufmerksamkeit allein auf die Kalorienwerte der Nahrungsmittel richten und dabei die besondere Rolle des Fetts außer acht lassen.

Nehmen wir ein wahllos herausgegriffenes Beispiel aus der Tabelle: 100 Gramm Weizentoastbrot und 100 Gramm Baguette haben jeweils 260 Kilokalorien. Aber: Das Toastbrot schlägt mit seinem hohen Fettgehalt von 4,5 Gramm das Baguette mit nur 0,7 Gramm um Längen. Ernährungsphysiologisch gesehen sind also nicht nur die Kalorien von Bedeutung, sondern auch der jeweilige Fettgehalt.

II. Wie viele Kalorien braucht der Mensch?

Eines steht fest: In den meisten Fällen nicht annähernd so viele, wie er tatsächlich zu sich nimmt. Sehen Sie einmal in der nun folgenden Tabelle nach, wieviel oder besser wie wenig Ihnen eigentlich zusteht.

Für Menschen dieses Alters	durchschnittlicher Energiebedarf [in Kilokalorien (kcal) und Kilojoule (kJ) bei leichter Tätigkeit]
0 bis vier Monate	550/2300
vier bis zwölf Monate	800/3350
ein bis vier Jahre	1300/5440
vier bis unter sieben Jahre	1800/7530
sieben bis unter zehn Jahre	2000/8370
zehn bis unter 13 Jahre	Jungen: 2.250/9.410
	Mädchen: 2.150/9.000
13 bis unter 15 Jahre	Jungen: 2.500/10.460
	Mädchen: 2.300/9.620
15 bis unter 19 Jahre	Jungen: 3.000/12.550
	Mädchen: 2.400/10.040
19 bis unter 25 Jahre	Männer: 2.600/10.880
	Frauen: 2.200/9.200
25 bis unter 51 Jahre	Männer: 2.400/10.040
	Frauen: 2.000/8.370

51 bis unter 65 Jahre	Männer: 2.200/9.200
	Frauen: 1.800/7.530
über 65 Jahre	Männer: 1.900/7.950
	Frauen: 1.700/7.110
Mehrbedarf: Schwangere	ab 4. Monat: 300/1.260 zusätzlich
Mehrbedarf: Stillende	bis zu 650/2.720 zusätzlich
Mehrbedarf: Mittelschwerarbeiter	rund 600/2.510 zusätzlich
Mehrbedarf: Schwerarbeiter	rund 1.200/5.020 zusätzlich
Mehrbedarf: Schwerstarbeiter	rund 1.600/6.690 zusätzlich

Der Energiegehalt von Lebensmitteln wird in Kilojoule (kJ) oder in Kilokalorien (kcal) – allgemein spricht man aber hier nur von Kalorien – angegeben. Eine Kalorie entspricht in etwa 4,2 Joule. Gerundet wird das Verhältnis auf 1 kcal = 4 kJ vereinfacht. Obwohl international gesehen Joule die korrekte Energiegehalt-Angabe ist, werden in Deutschland nach wie vor Kalorien gezählt. Die einzelnen Nährstoffe in Lebensmitteln liefern folgende Energiemengen:

Ein Gramm	Kalorien und Joule
Eiweiß	4 kcal/17 kJ
Kohlenhydrate	4 kcal/17 kJ
Fett	9 kcal/37 kJ
Alkohol	7 kcal/30 kJ

Kalorien zu verbrauchen, ist nicht so leicht, wie man allgemein annimmt. Man muß seinen Körper schon etwas in Bewegung bringen, um die kleinen Eßsünden auszugleichen:

Tätigkeiten	Kalorienverbrauch pro Viertelstunde
Squash	207
Laufen (ruhig, auf Ebene)	188
Brustschwimmen	158
Skiwandern	140
Fußball spielen	129
Bergwandern (ohne Gepäck)	119
Rasen mähen	110
Tennis	107
Radfahren (gemächlich)	98
Skifahren	96
Badminton	95
Golfen	83
Gehen	78
Tischtennis	66
Gymnastik	65
Bügeln	62
Putzen	60
Tanzen	50
Kochen	44
Klavierspielen	39
Backen	35
Nähen	32
Tippen	27

III. Eine gesunde Ernährungs-zusammensetzung

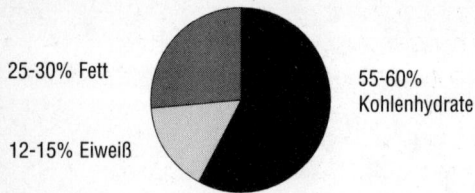

25-30% Fett

55-60% Kohlenhydrate

12-15% Eiweiß

1. Wieviel Fett muß, wieviel darf sein?

Wie schon gesagt, ist der richtige Umgang mit dem in den Lebensmitteln enthaltenen Fett entscheidend für eine gesunde und ausgewogene Ernährung. Gehen wir deshalb hier noch näher auf die Bedeutung des Fetts ein.

Fette gehören zu den ganz wichtigen Energielieferanten. Ohne Fett könnte der Mensch nicht leben, das heißt: ohne eine bestimmte Art von Fetten. Es gibt nämlich gesättigte und ungesättigte Fettsäuren. Die gesättigten kann der Körper selbst herstellen, sie müßten eigentlich nicht zugeführt werden. Das ist aber kaum möglich, denn selbst Früchte und Gemüse enthalten Fett. Lebenswichtig (essentiell) sind dagegen (mehrfach) ungesättigte Fettsäuren. Man muß diese Fettsäuren mit der Nahrung aufnehmen, da der Körper sie nicht selbst herstellen kann. Außerdem enthalten diese Fette fettlösliche Vitamine und weitere Fettbegleitstoffe wie z.B. das Cholesterin. Die gesättigten Fettsäuren können zu erhöhten Cholesterinwerten führen und das Auftreten von Arteriosklerose begünstigen. Die ungesättigten Fettsäuren dagegen können die Cholesterin- und Blutfettwerte senken. Wichtig ist daher, die Zufuhr von gesättigten Fettsäuren zu reduzieren. Laut Empfehlung der Deutschen Gesellschaft für Ernährung sollte der Anteil der gesättigten Fettsäuren an der Nahrung nicht mehr als zehn Prozent der täglichen Energiezufuhr (ca. 26 g) ausmachen.

Denn zuviel Fett tut den Blutgefäßen nicht gut, selbst wenn noch keine Anzeichen für eine Arteriosklerose (durch die die Blutgefäße verstopfen) vorliegen – darüber berichtete jetzt Professor Hermann Eichstädt von der Humboldt-Universität in Berlin. Selbst wenn an den Blutgefäßen noch keine arteriosklerotischen Veränderungen zu finden sind, so beeinträchtigt eine zu hohe Konzentration von Blutfetten die Fähigkeit der Blutgefäße, sich bei körperlicher Belastung weit zu stellen, damit mehr Blut in die Organe und zum Herzmuskel gelangen kann.

Professor Eichstädt sieht darin einen Beweis für die gestörte Funktion der Endothelzellen – jener Zellen, die die auskleidende Schicht im Inneren der Blutgefäße bilden. Sie verlieren ihre Fähigkeit, auf Belastung zu reagieren. Das ist jedoch bereits der erste Schritt zur Arteriosklerose, denn starre, nicht elastische Blutgefäße erleichtern die Bildung von Plaques. Und diese wiederum erhöhen die Gefahr eines Herzinfarktes.

Zum Glück ist in so einem frühen Stadium die Umkehr noch möglich: Wenn die Konzentration der Blutfette (der Lipide im Blut) gesenkt wird, beginnen die Blutgefäße zu reagieren und stellen sich bei körperlicher Belastung wieder weiter.

2. Die Rolle der ungesättigten Fettsäuren

Daß wir nicht einfach auf Fettkonsum verzichten können, ist längst bekannt. Es ist nicht nur der Gehalt an Vitamin E, der die Fette so unentbehrlich macht: Auch diejenigen Fettsäuren, die unser Organismus nicht selbst herstellen kann, müssen mit der Nahrung geliefert werden. Insbesondere die oben erwähnten sogenannten ungesättigten Fettsäuren sind für den Erhalt der Gesundheit und insbesondere als Schutz vor Arteriosklerose wichtig.

Ungesättigte Fettsäuren sind eine bloße Variante der chemischen Moleküle, aus denen Fette normalerweise bestehen – doch sie haben eine große Bedeutung für den Körper: Er kann aus ihnen lebenswichtige Substanzen herstellen.

Diese Fettsäuren bilden eine Art Grundbaustein auch für die Produktion von Prostaglandinen – einer Gruppe von Hormonen, die im Organismus weitreichende Funktionen wahrnehmen. So wird ihnen eine blutdrucksenkende Wirkung zugeschrieben; außerdem haben Prostaglandine auch entzündungshemmende Wirkungen und können auch auf diese Weise gegen Arteriosklerose wirken.

Achten Sie deshalb auf eine kontinuierliche Versorgung mit ungesättigten Fettsäuren! In den praktischen Alltag umgesetzt heißt das: Verzehren Sie lieber pflanzliche Fette und Fischöl anstatt tierische Fette, denn darin sind die wichtigen ungesättigten Fettsäuren enthalten. Besonders wertvoll als Vorbeugungsmittel gegen Bluthochdruck ist Makrelen-Öl.

3. Was ist eigentlich Fett i.Tr.?

Diese Abkürzung bedeutet Fett in der Trockenmasse. Trockenmasse ist der Käse ohne Wasser. Diese Trockenmasse besteht aus Eiweiß, Mineralstoffen und Fett. Warum gibt man nicht den absoluten Fettgehalt bei Käse an? Der wichtigste Grund ist, daß das Wasser im Käse mit zunehmendem Alter verdunstet, wodurch sich der absolute Fettgehalt verändert. Faustregel bei Schnittkäse: Der absolute Fettgehalt ist cirka die Hälfte des Fettgehalts in der Trockenmasse.

Tagesbedarf an Nährstoffen

	Säuglinge, Kleinkinder	Kinder	Jugendliche	Erwachsene
Mineral-stoffe	Gramm/Tag	Gramm/Tag	Gramm am Tag	Gramm/Tag
Eiweiß	11 – 55	55 – 80	90 – 110	58 – 95
Fett	18 – 56	56 – 87	94 – 117	60 – 97
Kohlen-hydrate	36 – 182	182 – 280	305 – 378	195 – 317
Kalorien (Kcal)[1]	400 – 1.500	1.500 – 2.300	1.700 – 3.100	1.500 – 2.600

[1] vorausgesetzt wird eine leichte Tätigkeit.

So sollte sich die gesunde Ernährung im einzelnen zusammensetzen:

Ideale Verzehrverteilung der Lebensmittelgruppen in Prozent

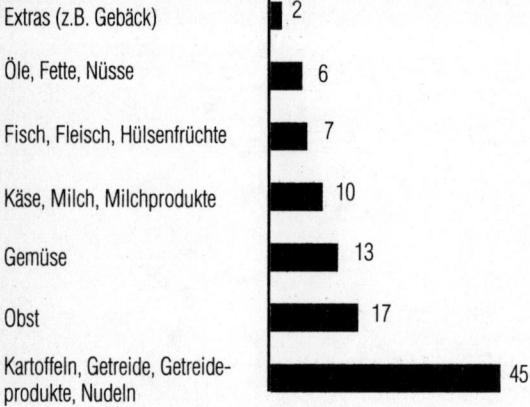

Extras (z.B. Gebäck) 2

Öle, Fette, Nüsse 6

Fisch, Fleisch, Hülsenfrüchte 7

Käse, Milch, Milchprodukte 10

Gemüse 13

Obst 17

Kartoffeln, Getreide, Getreide-
produkte, Nudeln 45

Gewichtstabelle für Männer

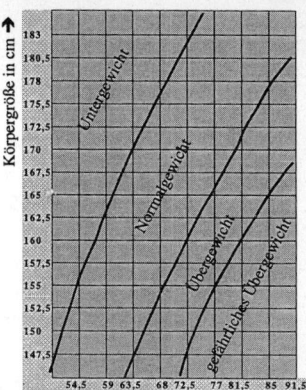

Gewichtstabelle für Frauen

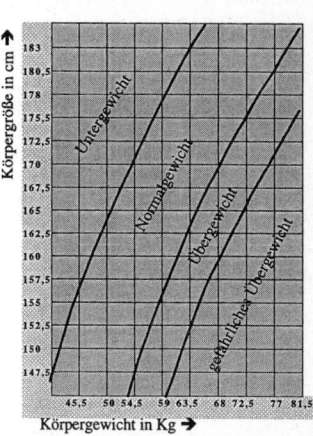

IV. Kalorien, Joule und Fette in Lebensmitteln von A – Z

1. Milch, Milchprodukte, Instantprodukte

Lebensmittel	Hersteller	kcal	kJ	Fett in gr
Milch				*je 100 ml*
Muttermilch		67	278	3,7
Kuhmilch, H-Milch, 3,5% Fett		64	267	3,5
H-Milch, fettarm, 1,5%		47	195	1,5
H-Milch, entrahmt		35	144	0,1
Rohmilch, Vorzugsmilch		67	279	3,8
Trinkmilch, 3,5% Fett		64	267	3,5
Trinkmilch, fettarm, 1,5% Fett		47	195	1,5
Trinkmilch, entrahmt		35	144	0,1
Milch, 3,5% Fett, ultrahocherhitzt	McDonald's	66	276	3,8
Schafsmilch		97	405	6,3
Stutenmilch		47	197	1,5

Lebensmittel	Hersteller	kcal	kJ	Fett in gr
Ziegenmilch		69	289	3,9
Milchprodukte				*je 100 ml*
Diät für den Kaffee	Becel	145	607	8
Diät Dotterfrei/Pulver	Becel	578	2406	39,2
(1 Portion = 12,5g)		(72)	(301)	(4,9)
Buttermilch		35	144	0,5
Buttermilchpulver		380	1590	5,5
Dickmilch aus Trinkmilch,				
3,5% Fett		61	254	3,5
entrahmt		32	133	0,1
Fruchtquark, 20% Fett i. Tr.		124	519	3,7
Joghurt aus Trinkmilch,				
3,5% Fett		61	254	3,5
mit Früchten, gezuckert		94	391	3,1
Joghurt, fettarm, 1,5% Fett		44	182	1,5
mit Früchten, gezuckert		78	327	1,3
Joghurt aus Magermilch		32	133	0,1
Kaffeesahne, 10% Fett		117	491	10
Kaffeeweißer		549	2298	35
Kakaotrunk aus				
Magermilch		52	219	0,3
Kefir aus Trinkmilch,				
1,5% Fett		50	208	2
Kefir aus Trinkmilch,				
3,5% Fett		61	254	3,5
Kondensmilch, 4% Fett		128	534	4,1
Kondensmilch, 7,5% Fett		133	556	7,6
10% Fett		176	737	10,1
gezuckert, 8% Fett		320	1337	8,8
Kondensmagermilch,				
ungezuckert		83	347	0,2
gezuckert		269	1124	0,2

Lebensmittel	Hersteller	kcal	kJ	Fett in gr
Milchpudding		94	393	1,2
Milch- bzw. Sahnezugaben			*pro Kaffeelöffel*	
Alpensahne, 12% Fett	Bärenmarke	8	35	1
Die Ergiebige, Kondens-milch, 10% Fett	Bärenmarke	9	35	+
Die Gute, Kondensmilch, 7,5% Fett	Bärenmarke	7	30	+
Die leichte 4, Kondensmilch, 4% Fett	Bärenmarke	5	20	+
Feine 12, Kondensmilch, 12% Fett	Bärenmarke	8	35	1
Kaffeesahne,10% Fett	Bärenmarke	8	35	1
Kaffeetraum, Kondensmilch, 8% Fett	Bärenmarke	7	30	+
Leichter Traum, 3% Fett	Bärenmarke	5	20	+
			pro Portion	
Café-Kuss, 1 Pck.,12,5g	Bärenmarke	30	120	0,5
Coffee-mate, Kaffeeweißer, 3g	Glücksklee	15	70	1
Diätsahne, mit Süßstoff, 21% Fett, 1 Eßlöffel	Glücksklee	20	85	1
Gourmet Schlagsahne, 35% Fett, 1 Eßlöffel	Glücksklee	25	100	2
Magermilchpulver Inst., 1,5g	Glücksklee	5	20	+
Milchmädchen, gezuckerte Kondensmilch, 8g	Nestlé	20	85	+
Milli, Kaffeemilch in Pulverform, 3g	Bärenmarke	20	85	0,5
			je 100 g/100 ml	
Crème fraîche, 40% Fett		378	1582	40
30% Fett	Unilever	288	1204	30
Der Rahm, Sahne, 25% Fett, 15g, 1 Eßlöffel	Bärenmarke	35	155	4

Lebensmittel	Hersteller	kcal	kJ	Fett in gr
Magermilchpulver Inst., 25g	Glücksklee	90	380	+
Molke, süß		24	100	0,2
Molkenpulver		345	1445	2,9
Sahne, 10% Fett (Kaffeerahm)		123	516	10,5
Saure Sahne, 10% Fett		117	490	10
extra		187	782	18
Schlagsahne, 30% Fett		309	1291	31,7
extra		346	1446	36
Schmand, 24% Fett		239	1001	24
Trockenmilchpulver				
aus Vollmilch		493	2064	27
aus Magermilch		348	1455	1

2. Käse – alle Sorten

Käse				*je 100 g*
Allgäuer Scheibletten	Velveta	295	1225	24
Allgäuer, Block	Velveta	185	775	11
Appenzeller 50% Fett i. Tr.		386	1615	31,6
Back-Camembert				
45% Fett i. Tr.		229	958	17
Bayerhofer, 60% Fett i.Tr.	Kraft	380	1580	34
Bel Paese		373	1562	30,2
Bergkäse, 45% Fett i. Tr.		386	1613	30
Bleu d'Auvergne, 50% Fett i.Tr.		358	1498	29,6
Bleu de Bresse, 50% Fett i. Tr.		358	1498	29,6
Blue, 70% i. Tr.	Bavaria	413	1727	40
Brick Classic, 45% Fett i.Tr.	Kraft	335	1390	26
Brie, 50% Fett i. Tr.		314	1313	25,5
Butterkäse, 60% Fett i. Tr.		380	1591	34,7
30% Fett i. Tr.		244	1020	15,4

Lebensmittel	Hersteller	kcal	kJ	Fett in gr
Camembert, 60% Fett i. Tr.		366	1531	33,2
45% Fett i. Tr.		280	1172	21,8
30% Fett i. Tr.		206	864	12,8
Casa Capresi Gorgonzola, mind. 48% Fett i.Tr.	Kraft	260	1100	20
Casa Capresi Mozzarella, 45% Fett i.Tr.	Kraft	325	1340	27,5
Casa Capresi Robiola Kräuter, 75% Fett i.Tr.	Kraft	325	1365	33
Chester (Cheddar), 50% Fett i. Tr.		393	1645	32,4
Chester Scheibletten	Velveta	275	1150	20,5
Chester, 45% Fett i.Tr.	Kraft	310	1280	25
Classic leicht, Ecke	Velveta	185	775	11
Danbo, 45% Fett i. Tr.	Favorel	325	1360	25,4
Doppelrahmfrischkäse		286	1197	28
Dorahm, Ecke	Velveta	340	1410	31,5
Edamer, 45% Fett i. Tr.		354	1481	28,3
30% Fett i. Tr.		253	1059	16
Edelpilzkäse, 60% Fett i. Tr.		428	1792	39,1
Edelpilzkäse, 70% Fett i. Tr.	Cambozola	413	1727	40
Emmentaler Scheibletten	Velveta	295	1225	24
Emmentaler, 45% Fett i. Tr.		386	1613	30
Emmentaler, 45% Fett i.Tr.	Kraft	310	1285	25
Feta, 45% Fett i.Tr.		237	992	18,8
40% Fett i. Tr.		218	910	16
Frischkäsezubereitung mit Kräutern, 60% Fett i. Tr.		251	1049	23
20% Fett i. Tr.		134	559	7,5
Gorgonzola		358	1500	31,2
Gouda, 40% Fett i. Tr.		300	1253	22,3

Lebensmittel	Hersteller	kcal	kJ	Fett in gr
Gouda, deutscher, 48% Fett i. Tr.		343	1434	28
Gourmet Scheibletten	Velveta	310	1280	24,5
Gruyère, 45% Fett i. Tr.		410	1715	32,3
Handi Snacks Käsedip und Cracker	Kraft	360	1480	22
Handi Snacks Käsedip und Pizza-Cracker	Kraft	376	1570	27
Handi Snacks Kräuter-Käsedip und Cracker	Kraft	360	1480	23
Handi Snacks Salsa-Käsedip und Cracker	Kraft	316	1320	18,6
Harzer, Korbkäse, Mainzer Handkäse		126	528	0,7
Hobelkäse, 50% Fett i. Tr.		474	1983	38
Holländer Scheibletten	Velveta	310	1280	24,5
Jarlsberg, 45% Fett i. Tr.		349	1460	26,9
Jocca Hüttenkäse	Kraft	101	425	5,5
Käsepastete m. Walnüssen, 50% Fett i. Tr.		314	1315	28
Kochkäse, 10% Fett i. Tr.		101	423	3
40% Fett i. Tr.		187	781	13,9
Körniger Frischkäse		81	337	2,9
Kräuter, Ecke/Block	Velveta	210	855	15
Kräuter leicht, Ecke	Velveta	185	770	11
Leerdamer, 45% Fett i. Tr.		352	1473	27,6
Limburger, 40% Fett i. Tr.		270	1130	19,7
20% Fett i. Tr.		187	781	9
Lindenberger Classic, 45% Fett i.Tr.	Kraft	370	1550	28,3
Lindenberger Leicht, 30% Fett i.Tr.	Kraft	285	1195	17,5

Lebensmittel	Hersteller	kcal	kJ	Fett in gr
Lindenberger Naturmild, 45% Fett i.Tr.	Kraft	350	1470	26
Lindenberger, 45% Fett i. Tr.		386	1613	30
light, 30% Fett i. Tr.		286	1197	18
Maaslander, 50% Fett i. Tr.		355	1486	29,6
Mascarpone		460	1926	47,5
Morbier, 40% Fett i. Tr.		297	1242	22,4
Mozzarella		225	939	16,1
Original Schweizer Käse Fondue	Velveta	200	980	15
Parmesan, 32% Fett i. Tr.		386	1616	25,8
Philadelphia Cream Dip Tomate-Chili	Kraft	147	610	11
Philadelphia Cream Dip Schnittlauch-Zwiebel	Kraft	148	615	12
Philadelphia Cream Dip Gurke-Dill	Kraft	140	580	11
Philadelphia Cream Dip Knoblauch-Zucchini	Kraft	139	580	11
Philadelphia fitness	Kraft	190	790	16
Philadelphia Kräuter	Kraft	260	1065	24,5
Philadelphia Kräuter fitness	Kraft	188	780	16
Philadelphia mit Lachs	Kraft	187	775	15
Philadelphia mit Schnittlauch	Kraft	185	770	15
Philadelphia Natur	Kraft	295	1230	29,5
Provolone		365	1528	28,9
Pyrenäenkäse, 50% Fett i. Tr.		356	1488	29,6
Raclette, 48% Fett i. Tr.		343	1434	28
Reibekäse, 45% Fett i. Tr.		386	1613	30
Relli, Ecke	Velveta	250	1040	20
Robiola, 75% Fett i. Tr.		333	1392	33
Romadour, 30% Fett i. Tr.		226	946	14,1

Lebensmittel	Hersteller	kcal	kJ	Fett in gr
20% Fett i. Tr.		187	781	9
Sahne, Ecke/Block	Velveta	310	1290	30
Salami, Ecke	Velveta	250	1045	20
Salami leicht, Ecke	Velveta	180	760	11
Scheibletten, 20% Fett i. Tr.		207	866	11
Schichtkäse, 10% Fett i. Tr.		80	333	2
50% Fett i. Tr.		175	733	14,5
Schmelzkäse mit Champignons oder Schinken, 40% Fett i. Tr.		251	1050	19
Schmelzkäse, 45% Fett i. Tr.		264	1103	22,9
30% Fett i. Tr.		209	874	14
20% Fett i. Tr.		188	787	10
Speisequark, 40% Fett i. Tr.		160	670	11,4
20% Fett i. Tr.		102	425	5,1
Speisequark, mager		73	304	0,3
Steppenkäse, 45% Fett i. Tr.		325	1360	25,4
Tête de Moine, 50% Fett i. Tr.		386	1615	32
Tilsiter, 45% Fett i. Tr.		325	1360	25,4
30% Fett i. Tr.		254	1061	16
Toast Scheibletten	Velveta	275	1150	20,5
Toast Scheibletten leicht	Velveta	205	860	11
Trappistenkäse, 45% Fett i. Tr.		342	1429	26,8
Weichkäse mit grünem Pfeffer oder Knoblauch, 60% Fett i. Tr.		366	1531	33,2
Westberg, 45% Fett i. Tr.		352	1473	27,6
Westlight, 30% Fett i. Tr.		271	1133	18,5
Wörishofener Classic, 60% Fett i.Tr.	Kraft	420	1760	38
Ziegenkäse, Schnittkäse, 8% Fett i. Tr.		329	1378	27

Lebensmittel	Hersteller	kcal	kJ	Fett in gr
Ziegenkäse, Weichkäse, 45% Fett i. Tr.		280	1172	21,8

3. Fette, Öle, Salatsaucen

Tierische Fette und Öle				*je 100 g*
Butter (Süß- und Sauerrahm)		754	3156	83,2
Milchhalbfett	Du Darfst	385	1610	40,5
Butterschmalz		897	3752	99,5
Gänseschmalz		896	3747	99,5
Hammeltalg		747	3127	81,3
Lebertran		899	3762	99,9
Rindertalg		872	3647	96,5
Schweineschmalz		898	3756	99,7
Pflanzliche Fette und Öle				*je 100 g/100 ml*
Baumwollsamenöl		897	3754	99,7
Bio Distel	Becht's	819	3367	91
Brotaufstrich	Du Darfst	234	962	24
Diät Backmargarine	Becel	720	2960	80
Diät Halbfettmarg. Vital	Becel	360	1480	40
Diät Margarine	Becel	720	2960	80
Diät Pflanzencreme	Becel	670	2750	74,4
Diät Pflanzenfett	Becel	900	3700	100
Diät Pflanzenöl	Becel	819	3367	91
Diät-Margarine	Unilever	645	2735	80
Diät-Speiseöl	Unilever	750	3175	93
Diätmargarine		722	3019	80
Erdnußöl		895	3746	99,4
Erdnußpaste (Erdnußmus)		611	2555	47,8
Guten Morgen Margarine	Rama	595	2440	65
Halbfettmargarine	Lätta	376	1548	39

Lebensmittel	Hersteller	kcal	kJ	Fett in gr
Halbfettmargarine	Yofresh	365	1504	39
Halbfettmargarine balance	Rama	540	2220	60
Kokosfett, gereinigt		894	3741	99
Leinöl		896	3747	99,5
Maiskeimöl		899	3762	99,9
Margarine		722	3023	80
Margarine	Rama	720	2960	80
Margarine	Sanella	720	2960	80
Margarine, fein gesalzen	Rama	720	2960	80
Olivenöl		897	3754	99,6
Olivenöl, "di oliva"	Olio Dante	819	3367	91
Olivenöl, "extra vergine"	Olio Dante	819	3367	91
Palmenöl, Platte	Palmin	900	3700	100
Palmin Soft	Palmin	900	3700	100
Palmöl		898	3758	99,8
Pflanzenfett	Biskin	900	3700	100
Reform-Margarine	Flora	720	2960	80
Safloröl (Distelöl)		899	3762	99,9
Sesamöl		896	3747	99,5
Sojaöl		899	3762	99,9
Sonne & Olive	Thomy	900	3800	100
Sonnenblumen Margarine	SB	720	2960	80
Sonnenblumen-Öl	Thomy	900	3800	100
Sonnenblumen-Öl		898	3758	99,8
Speiseöl	Biskin	819	3367	91
Spezial	Biskin	900	3700	100
Spezial Pflanzencreme	Biskin	740	3040	82
Spezial "S"	Becht's	819	3367	91
Spezial-Öl	Biskin	819	3367	91
Vitamin-Pflanzenöl	Livio	819	3367	91
Walnußöl		896	3747	99,5

Lebensmittel	Hersteller	kcal	kJ	Fett in gr
Feinkost-Produkte			*je 100 g/100 ml*	
Belvita Salatcreme	Kraft	240	1005	20
Delikatess-Mayonnaise	Hellmann's	720	2960	78
Delikatess-Mayonnaise	Thomy	756	3140	83
Delikatess-Mayonnaise (Tube)	Thomy	760	3190	84
Delikateß-Mayonnaise, 80% Fett	Livio	752	3093	80
Gourmet Mayonnaise	Kraft	740	3040	80,5
Gourmet-Remoulade	Thomy	550	2260	57
Kräuter	Thomy	400	1640	36,7
Mayonnaise, 50% Fett		490	2050	52
Mayonnaise, 80% Fett		727	3040	78,9
Miracel Whip Balance	Kraft	230	955	20
Miracel Whip, Glas	Kraft	415	1705	40,5
Miracel Whip, Tube	Kraft	445	1840	43,5
Mustardaise	Livio	250	1034	22
Remoulade	Livio	495	2042	51
Remoulade	Hellmann's	648	2665	70
Remoulade	Thomy	730	3050	80
Remoulade (Tube)	Thomy	750	3125	81
SalaDim	Thomy	360	1484	31
Salanaise 40% Fett	Livio	363	1500	35
Salat-Mayonnaise	Hellmann's	484	1995	51
Salat-Creme	Hellmann's	427	1765	41
Salat Mayonnaise	Kraft	495	2030	50,5
Salat-Creme	Thomy	274	1150	11
Salat-Mayonnaise	Thomy	510	2110	52
Salat-Mayonnaise (Btl.)	Thomy	740	3100	77
Salat-Mayonnaise, 50% Fett	Livio	491	2023	50,8

Lebensmittel	Hersteller	kcal	kJ	Fett in gr
Hefe und Dickungsmittel				
Feine Speisestärke	Mondamin/Maizena	350	1485	0
Fix Soßenbinder	Mondamin			
hell		350	1480	3
dunkel		354	1500	< 1
Flocken		361	1512	5
Gelatine		343	1435	0
Hefe		313	1311	4
Kindergrieß	POMPS	345	1470	< 1
Klassische Mehlschwitze	Mondamin			
hell		576	2385	40
braun		561	2335	40
Soßenbinder für dunkle Soßen	Maggi	83	312	2
Soßenbinder für helle Soßen	Maggi	83	312	2
Weizenpuder	Weizenin	350	1485	0
Brotaufstriche				*je 100 g*
Brotaufstrich, Curry/Ananas	Yofresh	170	710	10,9
Brotaufstrich, Gurke/Dill	Yofresh	150	624	10,1
Brotaufstrich, Gurke/Karotte	Yofresh	165	688	10,3
Brotaufstrich, Paprika/Mais	Yofresh	138	572	10,3
Brotaufstrich, Tomate/Paprika	Yofresh	155	647	10,3
Diät Fein & Cremig	Becel	250	1033	23
Diät Feine Kräuter	Becel	262	1084	24
Diät Milde Reife	Becel	365	1512	32
Diät Milde Reife mit gr. Pfeffer	Becel	365	1512	32
Diät Schmelzart	Becel	200	833	13
pflanzl. Brotaufstrich, Gemüse-Julienne	Flora	211	872	18,2
pflanzl. Brotaufstrich, Kräuter	Flora	234	968	20,5
pflanzl. Brotaufstrich, Paprika	Flora	213	880	18,5
pflanzl. Brotaufstrich, Tomate	Flora	229	950	19

Lebensmittel	Hersteller	kcal	kJ	Fett in gr
Dressings, Salatsaucen			*je 100 ml/100 g*	
Balsamico Dressing	Kraft	114	475	10
Caesar Dressing	Kraft	270	1120	26,5
Cocktaildressing, Fertigprodukt		577	2416	63
French Dressing, Fertigprodukt		208	869	21
Frisch-mildes Dressing Crème fraîche	Kraft	205	855	17
Frisch-mildes Dressing Joghurt mit feinen Kräutern	Kraft	185	765	15,5
Frisch-mildes Dressing Joghurt mit Knoblauch	Kraft	205	845	17,5
Frisch-mildes Dressing Thousand Islands	Kraft	154	640	10,5
Frisch-mildes Dressing Buttermilch	Kraft	118	490	8
Frisch-mildes Dressing French	Kraft	230	965	20,5
Frisch-mildes Dressing Sauerrahm	Kraft	225	940	21
Joghurt-Salat-Sauce		159	666	14
Salatsaucen	*pro Beutel, nach Packungsanweisung zubereitet*			
Fix für Gartenkräuter-Sauce "Grüner Salat"	Maggi	25	105	0,1
Fix für Kräuter-Dill-Sauce "Gurkensalat"	Maggi	21	91	0,1
Fix für Kräuter-Paprika-Sauce "Gemischter Salat"	Maggi	23	98	0,1
Fix für Kräuter-Salat-Sauce "Französische Art"	Maggi	25	105	0,3
Fix für Kräuter-Salat-Sauce "Italienische Art"	Maggi	25	110	0,3

Lebensmittel	Hersteller	kcal	kJ	Fett in gr
Fix für Salat-Sauce "Joghurt-Kräuter"	Maggi	26	111	0,1
Salat-Krönung Basilikum-Kräuter	Knorr	293	1210	30
Salat-Krönung Dill-Kräuter	Knorr	293	1210	30
Salat-Krönung Franz. Art	Knorr	296	1220	30
Salat-Krönung Gartenkräuter	Knorr	295	1215	30
Salat-Krönung Griechische Art	Knorr	94	395	4
Salat-Krönung Italienische Art	Knorr	294	1210	30
Salat-Krönung Küchenkräuter	Knorr	296	1220	30
Salat-Krönung Paprika-Kräuter	Knorr	295	1215	30
Salat-Krönung Petersilie-Kräuter	Knorr	297	1225	30
Salat-Krönung Zwiebel-Kräuter	Knorr	295	1215	30

4. Fisch – alle Sorten

Fisch			je 100 g
Aal, Flußaal, roh	281	1174	24,5
Aal, geräuchert	329	1377	28,6
Austern	66	276	1,2
Barsch (Flußbarsch), roh	81	338	0,8
Brassen, roh	116	485	5,5
Felchen (Renke), roh	100	418	3,2
Flunder, roh	72	303	0,7
Forelle (Bachforelle), roh	102	428	2,7
Garnele (Speisekrabbe)	87	364	1,4
Hecht, roh	82	342	0,9
Heilbutt, roh	101	423	2,3
Hering, roh	193	808	17,8
Filet, roh	207	866	15

Lebensmittel	Hersteller	kcal	kJ	Fett in gr
Hummer		81	338	1,9
Kabeljau (Dorsch), roh		75	313	0,6
Filet		68	285	+
Leber		609	2548	65
Karpfen, roh		115	482	4,8
Katfisch (Steinbeißer), roh		88	370	2,8
Krebs (Flußkrebs)		65	270	0,5
Lachs, roh		202	845	13,6
Languste		84	351	1,1
Makrele, roh		180	751	11,6
Miesmuschel (Blau- od. Pfahlmuschel)		51	213	1,3
Ostseehering, roh		155	649	9,2
Rotbarsch, roh		105	440	3,6
Sardellen, roh		102	427	2
Sardine, roh		118	494	4,5
Schellfisch, roh		77	322	0,6
Schleie, roh		77	323	0,7
Scholle, roh		86	358	1,9
Seehecht, roh		91	382	2,5
Seelachs (Köhler), roh		80	336	0,8
Seezunge, roh		83	346	1,4
Sprotten, roh		214	898	17
Steckmuschel (Klaffmuschel)		54	225	1,3
Steinbutt, roh		82	344	1,7
Thunfisch, roh		226	943	15,5
Tintenfisch		68	286	0,8
Tintenfisch, paniert		174	727	10
Venusmuschel, roh		77	322	1
Zander, roh		83	348	0,7
Fischdauerwaren				*je 100 g*
Aal, geräuchert		329	1377	28,6

Lebensmittel	Hersteller	kcal	kJ	Fett in gr
Appetit-Sild	Lysell	207	862	13,5
Bouillabaisse (Suppe)		60	252	3
Brathering		204	854	15,2
Bückling		224	938	15,5
Bücklingsfilets in eigenem Saft und Öl	Norda	267	1108	20,8
Fisch in Kräutersauce		82	343	4
Fischfilet, gebacken		123	514	4
Fischfrikadelle, gebacken		232	970	17
Fischfrikassee		81	338	3
Fischmäc	McDonald's	265	1109	13,7
Fischstäbchen, gebacken		236	987	10
Fischsuppe		64	269	1
Flunder, geräuchert		110	461	1,9
Forelle, geräuchert		120	502	4
Friesenröllchen	Lysell	187	779	12
Gabelbissen	Lysell	189	792	8,3
Hanseaten-Röllchen	Lysell	184	769	11,9
Heilbutt, weiß, gebraten		148	621	6
schwarz, geräuchert		186	778	15
Hering, mariniert (Bismarckhering)		210	879	16
in Gelee		164	687	12,6
Filet, Matjesart		209	877	16
Rollmöpse		137	574	9
geräuchert		217	909	16
Herings-Filets China in feuriger Sauce	Norda	183	762	12,1
Herings-Filets in Paprika-Creme	Norda	214	889	16,4
Herings-Filets in Pilz-Creme	Norda	209	869	16,2

Lebensmittel	Hersteller	kcal	kJ	Fett in gr
Herings-Filets in Sahne-Meerrettich-Creme	Norda	231	958	17,6
Herings-Filets in Senf-Dill-Creme	Norda	223	926	17
Herings-Filets in Tomaten-Knoblauch-Sauce	Norda	166	690	10,6
Herings-Filets India in Ananas-Curry-Sauce	Norda	168	702	10,5
Herings-Filets Mexiko in scharfer Gemüsesauce	Norda	183	763	12
Herings-Filets Seeräuber in Gurken-Paprika-Sauce	Norda	174	726	12
Heringsfilet in Dillsauce		174	728	12
Heringsfilet in Senfsauce		176	735	14
Heringsfilet in Tomatensauce		204	853	15
Heringssalat		204	853	15
Kabeljau (Dorsch), gebacken		122	511	6
geräuchert		81	341	1
Karpfen, blau		130	543	5
Kaviar, echt (russischer Kaviar)		244	1020	15,5
Ersatz (deutscher Kaviar)		115	479	6,5
Kleine Schwedenplatte	Lysell	201	836	13
Krabben in Dosen		92	385	2,5
Kräuterröllchen	Lysell	193	804	12,4
Krebsfleisch in Dosen		87	365	1,7
Lachs, gebraten		170	712	9
gekocht		138	576	7
Lachs, geräuchert		289	1208	19,4
in Dosen		165	688	8,9
in Öl		271	1133	22,8
Makrele, geräuchert		222	930	15,5
in Öl		316	1323	29

Lebensmittel	Hersteller	kcal	kJ	Fett in gr
Makrelen-Filets in Tomaten-Sauce	Norda	172	717	11,5
Matjeshering		267	1119	22,6
Ölsardinen in Dosen		222	927	13,9
Pfeffer-Makrelen-Filets in eigenem Saft und Öl	Norda	265	1101	20,8
Pfeffer-Makrelen-Filets Naturell in eigenem Saft	Norda	223	927	15,5
Räucher-Cocktail	Norda	281	1165	22,4
Rotbarsch, Filet in Sauce		117	491	7
geräuchert		145	605	5,5
Salzhering		218	911	15,4
Sardellen, geräuchert		108	452	2
in Öl		80	335	2
Sardinen, geräuchert		83	348	1
in Öl		266	1114	23
Schellfisch, geräuchert		93	389	0,5
Schillerlocken		302	1264	24,1
Schillerlocken, geräuchert		162	680	9
Scholle, in Rahmsauce (zubereitet)		155	651	12
Schwedenhappen	Lysell	203	845	13,2
Seeaal, geräuchert		167	700	7
Seelachs, geräuchert		98	412	0,8
in Öl (Lachsersatz)		150	628	8
Seezunge, geräuchert		88	370	1
Sprotten, Konserve, abgetropft		212	886	16
Stockfisch (Kabeljau, getrocknet)		339	1420	2,5
Teufels-Röllchen	Lysell	206	859	13,9
Thunfisch in Öl (ganzer Doseninhalt)		283	1185	20,9

Lebensmittel	Hersteller	kcal	kJ	Fett in gr
Thunfischsalat mit Mayonnaise		153	642	14
Zander, geräuchert		90	375	1
Zarte Herings-Filets in Tomatensauce	Norda	186	773	12,5
Zwiebelfisch	Lysell	203	845	13,2

5. Fleisch – alle Sorten

Geflügel				*je 100 g*
Chicken McNuggets 6er	McDonald's	207	863	12,3
Ente		227	951	17,2
gebraten m. Soße		204	853	15
Fasan		135	566	5
Gans		342	1430	31
Huhn, Brathuhn		166	695	9,6
Brust, mit Haut		145	605	6,2
Keule (Schlegel), mit Haut		174	726	11,2
Huhn, Suppenhuhn		257	1074	20,3
Herz		124	519	5,3
Leber		136	567	4,7
McChicken	McDonald's	258	1081	13
Puter (Truthahn)		212	886	15
Brust, ohne Haut		105	441	1
Jungtiere		151	631	6,8
Schnitzel, gebraten		145	607	5
Lammfleisch				*je 100 g*
Braten		184	770	16
Brust		381	1594	37
Filet		112	469	3,4
Herz		158	661	10
Hirn		128	535	9,1

Lebensmittel	Hersteller	kcal	kJ	Fett in gr
Keule (Schlegel)		234	979	18
Kotelett		328	1454	32
Leber		133	556	4
Lende		194	810	13,2
Lunge		95	398	2,3
Muskelfleisch (ohne Fett)		112	469	3,4
Schnitzel		131	549	6,1
Zunge		194	812	14,8
Kalbfleisch				*je 100 g*
Braten		107	447	3
Bries		99	416	3,4
Brust		131	549	6,3
Filet		95	397	1,4
Gulasch, mittelfett		125	523	5
Hackfleisch		148	621	8
Haxe		98	410	1,6
Herz		114	475	5,1
Kalb, Niere		128	534	6,4
Kalbsfrikassee		89	374	5
Kalbsgeschnetzeltes, zubereitet		63	265	3
Keule (Schlegel)		97	407	1,6
Kochfleisch		131	549	6
Königsberger Klopse (Konserve)		143	598	10
Königsberger Klopse (selbstgemacht)		132	551	9
Kotelett		112	470	3,1
Leber		130	543	4,1
Leberknödel (Suppeneinlage)		78	326	3
Lunge		90	376	2,2
Markklößchen (Konserve)		409	1711	32
Muskelfleisch (ohne Fett)		95	397	0,8

Lebensmittel	Hersteller	kcal	kJ	Fett in gr
Nacken (Kamm), mager		119	498	4
Pichelsteiner Topf (Konserve)		74	310	3
Ragoût fin (Konserve)		133	557	7
Rollbraten, zubereitet		136	570	8
Rouladen, mager		102	427	2
Schnitzel, mager		99	414	1,8
Schnitzel, natur, zubereitet		214	895	10
Schulter (Bug), mittelfett		107	447	3
Steak, mager		105	439	3
Wiener Schnitzel		220	920	10
Zunge		128	535	6,2
Rindfleisch				*je 100 g*
Beefsteak, deutsch		249	1042	16
Big Mäc	McDonald's	238	996	12,2
Braten, mager		129	540	5
Braten, mittelfett		155	651	9
Corned beef (deutsch)		141	589	6
Fehlrippe		146	613	6
Filet (Lende)		121	505	4
Gulasch (Konserve)		125	524	6
Gulasch, mager		129	540	5
Gulasch, mittelfett		155	651	9
Gulaschsuppe (Konserve)		110	459	6
Gulaschsuppe (selbstgemacht)		56	234	4
Hackbraten		203	849	11
Hackfleisch		216	904	14
Hackfleisch, halb u. halb		230	965	17
Hackfleischklößchen		260	1087	15
Hackfrikadellen		214	895	12
Hamburger	McDonald's	246	1034	8,6
Hamburger Royal	McDonald's	252	1056	13,3
Hamburger Royal TS	McDonald's	227	948	13,8

Lebensmittel	Hersteller	kcal	kJ	Fett in gr
Herz		124	517	6
Hinterbein (Hesse), mager		134	562	5
Hinterbein, mittelfett		176	738	10
Hirn		130	542	9,6
Hochrippe		159	666	8
Hochrippe (dicke Rippe, Rostbraten)		161	673	8,9
Kamm (Hals)		150	628	8,1
Keule (Schlegel)		148	619	7,1
Keule, mager		121	507	4
Keule, mittelfett		148	620	8
Kochfleisch, mager		189	790	12
Kochfleisch, mittelfett		226	945	16
Kotelett, mager		130	546	4
Kotelett, mittelfett		160	668	9
Leber		121	508	2,1
Lende (Roastbeef)		130	544	4,5
Luncheon meat (Frühstücksfleisch)		294	1229	25,4
Lunge		99	412	2,9
Muskelfleisch (ohne Fett)		102	428	1,9
Nacken, mager		149	625	8
Nacken, mittelfett		160	668	9
Niere		116	485	5,1
Oberschale		111	464	3
Ochsenschwanz		184	769	11,5
Ochsenschwanz-Suppe, geb. (Konserve)		76	318	4
Rindfleisch in Dosen		196	822	13,6
Rindfleischbrühe mit Ei		32	133	2
Rouladen, Konserve		180	755	14
Rouladenfleisch mit Sauce		122	512	8

Lebensmittel	Hersteller	kcal	kJ	Fett in gr
Rouladenfleisch, mager		121	507	4
Rouladenfleisch, mittelfett		148	620	8
Rücken (Roastbeef), mager		130	546	4
Rücken, mittelfett		167	701	9
Rumpsteak, gebraten		225	941	12
Sauerbraten mit Sauce		119	499	8
Schabefleisch (Tatar)		112	468	3
Schulter (Bug), mittelfett		155	651	9
Steak mit Kräuterbutter		243	1018	15
Steak, mager		130	546	4
Steak, mittelfett		146	613	6
Szegediner Gulasch		98	412	7
Tafelspitz, gekocht		163	683	7
Tatar		113	475	3
Ungarischer Gulasch		92	385	6
Vorderbein (Hesse), mager		134	562	5
Zunge		209	873	15,9
Schweinefleisch				*je 100 g*
Backe		539	2256	55,5
Bauch		261	1092	21,1
Bauch (Dünnung), mittelfett		320	1340	29
Bauch, gefüllt		262	1096	22
Brust (Spannrippe)		187	785	12
Bug (Schulter)		271	1132	22,5
Eisbein (Hinterhaxe)		186	777	12,2
Filet		104	435	2
gebraten		181	759	7
Gulasch, mager		120	502	8
gegart		161	672	9
Hackfleisch		250	1045	20
Hackfleisch, halb und halb		230	965	17
Haxe mit Sauerkraut		219	915	13

Lebensmittel	Hersteller	kcal	kJ	Fett in gr
Haxe, fett		209	873	15
Haxe, mittelfett		178	746	11
Herz		89	372	2,1
Kamm		191	799	13,8
Kasseler		237	990	17
Kasseler Rippenspeer mit Sauerkraut		54	227	3
Keule (Schlegel, Hinterschinken)		274	1145	22,9
Kochfleisch		187	785	12
Kopf		324	1357	29,1
Kotelett		150	626	7,6
Leber		124	519	4,5
McRib	McDonald's	228	956	10,2
Mett		318	1328	27,5
Muskelfleisch		105	440	1,9
Nacken (Kamm)		169	706	10
Niere		96	402	3,2
Rollbraten mit Sauce		133	556	8
Rollbraten mit Zwiebel und Tomaten		136	569	6
Roulade mit Sauce		125	524	8
Rückenspeck, frisch		759	3175	82,5
Schaschlik		270	1129	24
Schmorbraten mit Sauce		163	684	11
Schnitzel (Oberschale)		106	443	1,9
Schnitzel, Cordon bleu		204	855	10
Schnitzel, Jägerschnitzel		158	660	8
Schnitzel, natur		214	895	12
Schnitzel, paniert		230	962	12
Schnitzel, Rahmschnitzel		132	551	8
Schnitzelfleisch		107	448	2
Schwein, Flomen		854	3575	94,4

Lebensmittel	Hersteller	kcal	kJ	Fett in gr
Spanferkel		125	524	6
Steak, gebraten		242	1015	15
Steak, mager		133	558	5
Steak, mittelfett		170	711	10
Zunge		198	829	15,7
Wild/anderes Fleisch				*je 100 g*
Hase		113	474	3
Hirsch		112	469	3,3
Reh, Keule (Schlegel)		97	407	1,3
Rücken		122	510	3,6
Kaninchen		152	634	7,6
Pferd		107	446	2,7
Rebhuhn		222	928	9
Wachtel		175	732	10
Ziege		149	624	7,9

6. Wurstwaren

Wurstwaren				je 100 g
Apfel-Zwiebel-Leberwurst	Du Darfst	261	1083	21
Bauernbratwurst, roh		321	1343	27
Bierschinken		169	707	11,4
Bierwurst		253	1061	23
Blutwurst		345	1444	31
Bockwurst		295	1236	26
Bratwurst (Schwein)		298	1249	28,8
Bratwurst, geräuchert		301	1260	25
Brühwurst-Aufschnitt	Du Darfst	190	790	14
Cabanossi (Brühwurst)		311	1304	29
Cervelatwurst		394	1650	34,8
Champignonleberwurst		328	1374	30

Lebensmittel	Hersteller	kcal	kJ	Fett in gr
Cocktailwürstchen		303	1269	28
Corned beef, dt., Konserve		126	528	3
Currywurst		249	1041	16
Debreziner (Brühwurst)		312	1307	29
Diät Geflügel-Jagdwurst	Becel	185	770	13
Diät Geflügel-Schinkenwurst	Becel	175	728	13,7
Diät Kalbsleberwurst	Becel	255	1050	21
Diät Landleberwurst	Becel	280	1160	24
Diät Teewurst	Becel	295	1215	25
Diät Wiener Würstchen	Becel	272	1126	24
Dosenwürstchen		228	956	19,6
Eierpastete		301	1260	26
Fleischkäse (Leberkäse)		297	1243	27,5
Fleischkäse, einfach		351	1468	38
Fleischwurst	Du Darfst	195	810	15
Fleischwurst		296	1239	28,5
Fleischwurst im Blätterteig, zubereitet		246	1031	23
Fleischwurst/Stadtwurst		375	1568	40
Frankfurter Würstchen		272	1138	24,4
Frühstücksfleisch		304	1273	27
Gänseleber in Aspik		26	110	0
Gänseleberpastete		210	878	14
Geflügelmortadella	Du Darfst	191	793	15
Geflügelschinkenwurst	Du Darfst	173	719	13
Geflügelwurst, mager		108	452	4,8
Gelbwurst		284	1189	27
Gemüse-Putenwurst	Du Darfst	106	446	4
Hackfleisch (Rind/Schwein)		260	1088	20
Herzwurst		280	1172	23
Hirschsalami		268	1121	21

Lebensmittel	Hersteller	kcal	kJ	Fett in gr
Jagdwurst		229	960	18
Kalbfleischwurst		320	1340	30
Kalbsbratwurst		266	1114	25
Kalbsleberwurst		322	1348	28
Kalbsleberwurst	Du Darfst	260	1070	21
Käse-Schinken-Wurst		226	948	17
Katenrauchwurst		316	1323	28
Knackwurst		300	1254	28
Kochsalami		314	1313	29
Krakauer		264	1107	23
Kümmelwurst (Rohwurst)		326	1366	30
Landjäger		374	1566	36
Leberkäse		283	1184	24
Leberpastete		314	1315	28,6
Leberpreßsack, einfach		380	1590	34
Leberwurst mit Kräutern		362	1514	34
Leberwurst, grob		326	1366	29,2
Leberwurst, Hausmacher Art		436	1827	44
Leberwurst, mager		257	1075	21
Lyoner, fettarm		308	1291	27
Mettwurst (Braunschweiger)		390	1633	37,2
Mettwurst, grob		340	1422	30
Mexiko Wurst	Du Darfst	162	676	10
Mortadella		345	1443	32,8
Mortadella, fettarm		289	1210	26
Münchner Weißwurst		287	1202	27
Pfälzer Leberwurst	Du Darfst	250	1050	21
Plockwurst		396	1657	36
Preßkopf		281	1176	22
Rauchfleisch		128	538	6
Rindswurst		241	1008	19
Rostbratwurst		243	1018	17

Lebensmittel	Hersteller	kcal	kJ	Fett in gr
Rotwurst (Blutwurst)		301	1259	29
Salami		371	1552	33
Saumagen, Pfälzer		185	776	12
Schinken, gesalzen u. gekocht		193	808	12,8
Schinken, gesalzen, geräuchert		383	1601	35
Schinken, ohne Fettrand		145	606	2,9
Schinkenpastete		179	751	12
Schinkenplockwurst, luftgetr.		299	1252	25
Schinkenpreßkopf, luftgetr.		325	1360	28
Schinkenspeck, roh		697	2918	77
Schinkenwurst		287	1203	25
Schinkenwurst, Göttinger		358	1499	32
Schinkenwurst-Aufschnitt	Du Darfst	200	830	15
Schnittlauch Leberwurst	Du Darfst	257	1066	21
Schwartenmagen		304	1274	28
Schwarzwälder Speck		118	493	5
Schweinezungensülze		105	441	3
Speck, durchwachsen		697	2918	77
Sternpastete		275	1150	24
Streichmettwurst		369	1544	34
Sülzkotelett		141	589	8
Teewurst		366	1532	35
Teewurst	Du Darfst	310	1275	27
Thüringer Rotwurst		345	1444	31
Tiroler Schinkenwurst		160	670	7
Trüffelleberwurst		349	1461	31
Trüffelmosaikpastete		275	1150	24
Weißwurst, roh		289	1212	25
Wiener Würstchen		296	1236	28,3
Wiener Würstchen (Konserve)		303	1269	28
Würfelpastete		275	1150	24

Lebensmittel	Hersteller	kcal	kJ	Fett in gr
Wurst-Käse-Salat mit Mayonnaise		239	1001	22
Würstchen	Du Darfst	193	793	15
Wurstsalat mit Öl		249	1041	22
Wurstsülze		34	143	1
Zarte Wiener	Du Darfst	185	810	15
Zigeuner-Paprikaspeckwurst		309	1293	28
Zungenblutwurst		363	1518	35
Zungenpreßkopf		233	974	15
Zwiebelleberwurst, einfach		328	1373	31
Zwiebelwurst		394	1650	37
Fleischsnacks			*pro Packung/Stück*	
Bi-Fi	Unilever	130	545	12,2
Bi-Fi light	Unilever	96	400	7,5
Bi-Fi Roll	Unilever	235	985	16,5
Jumbo Bi-Fi	Unilever	210	878	19,6
Pepperami	Unilever	139	576	13
Carazza	Unilever	147	615	8,4
Ranger	Unilever	184	769	10

7. Brühen, Suppen, Saucen

Fleischbrühen				*je 100 g*
Fleischextrakt	Liebigs	247	1031	0,9
Fette Brühe, Trockenprodukt		351	1467	26,5
Gekörnte Brühe, Trockenprodukt		193	805	8,5
Klare Brühe, Instant		242	1113	12
Klare Hühnersuppe, Instant		293	1228	12,2
Klare Fleischsuppe, verzehrfertig		6	27	0,4

Lebensmittel	Hersteller	kcal	kJ	Fett in gr
Fertigsuppen	*je Liter verzehrfertige Suppe*			
Blumenkohl-Broccoli-Creme-				
Suppe Wasserzubereitung	Knorr	308	1295	13
Milchzubereitung	Knorr	433	1815	20
Chinesische Gemüsesuppe	Knorr	196	830	5
Feine Gulaschsuppe	Knorr	232	975	8
Fette Brühe (Würfel)	Knorr	61	250	5
Fleischsuppe klar (Dose)	Knorr	41	170	2
Fleischsuppe klar (Würfel)	Knorr	72	305	6
Franz. Zwiebelsuppe	Knorr	244	1030	7
Geflügelcremesuppe				
Wasserzubereitung	Knorr	584	2430	41
Milchzubereitung	Knorr	707	2945	48
Gemüsekraftbouillon (Glas)	Knorr	34	145	1
Grüne Bohnensuppe	Knorr	231	980	4
Hühnerkraftbouillon (Glas)	Knorr	59	250	2
Kartoffelsuppe	Knorr	391	1655	6
Klare Fleischsuppe	Knorr	58	240	4
Klare Fleischsuppe, 1 Würfel	Maggi	58	241	4
Klare Gemüsesuppe	Knorr	54	230	1
Klare Gemüsesuppe, 1 Würfel	Maggi	60	248	3,6
Klare Hühnersuppe	Knorr	82	260	2
Klare Hühnersuppe extra,				
0,75 l	Maggi	106	437	9,6
Klare Suppe mit Suppengrün				
(Dose)	Knorr	54	225	4
Klare Suppe mit Suppengrün				
(Würfel)	Knorr	63	265	5
Klare Suppe mit Suppengrün,				
1 Würfel	Maggi	63	264	3,6
Knorrox Rinderkraftbouillon				
(Glas)	Knorr	43	180	3

Lebensmittel	Hersteller	kcal	kJ	Fett in gr
Körnige Delikatessbrühe (Glas + Dose)	Knorr	42	175	3
Kräuterbouillon (Glas)	Knorr	31	130	1
Rindsbouillon (Glas)	Knorr	43	180	3
Tomatencremesuppe	Knorr	382	1610	11
Unsere Beste Rinds-Bouillon, 1 Würfel	Maggi	69	288	4,7
Brühen, klare Suppen		*pro angegebener Einheit*		
Brühwürfel, 1 Würfel für 1/4 l	Maggi	8	33	0,2
Fette Brühe, 1 Würfel für 1/2 l	Maggi	32	146	2,6
Gekörnte Brühe, 4 g für 1/4 l	Maggi	8	33	0,2
Instantbrühen				*je 100 ml*
Klare Brühe	Maggi	6	23	0,5
Klare Gemüsebrühe	Maggi	4	16	0,1
Klare Hühnersuppe	Maggi	10	42	0,4
Rinds-Bouillon	Maggi	6	23	0,4
Suppen		*pro Beutel (4 Teller)*		
Blumenkohl Suppe	Maggi	252	1068	6,4
Blumenkohl-Suppe	Knorr	334	1385	18
Buchstaben-Suppe	Knorr	279	1175	6
Eiermuschel Suppe	Maggi	224	940	5,2
Erbsen-Suppe mit Schinken	Knorr	258	1090	6
Feine Erbsensuppe mit Schinkenspeck	Maggi	256	1072	7,2
Fleischklößchen-Suppe m. Eiermuscheln	Knorr	217	915	5
Frühling Suppe	Maggi	296	1240	9,2
Frühlings-Suppe	Knorr	207	870	6
Grießklößchen Suppe	Maggi	220	916	10,4
Hühner Suppe	Maggi	240	1017	3,5

Lebensmittel	Hersteller	kcal	kJ	Fett in gr
Hühner-Suppe mit Nudeln	Knorr	184	780	3
Ochsenschwanz Suppe	Maggi	333	1394	17,2
Rindfleisch Suppe	Maggi	248	1052	6,4
Rindfleisch-Suppe 'Extra'	Knorr	225	950	5
Rindfleisch-Suppe mit Nudeln	Knorr	248	1045	5
Rindfleischklößchen Suppe	Maggi	216	916	5,6
Spargel-Suppe	Knorr	273	1140	14
Spargelcreme Suppe	Maggi	252	1060	8
Steinpilz Suppe	Maggi	296	1240	15,6
Sternchen-Suppe	Knorr	272	1145	6
Tomaten-Suppe	Knorr	271	1145	4
Tomatencreme Suppe	Maggi	292	1232	4
pro Beutel (3 Teller)				
Bayer. Leberknödel-Suppe	Maggi	145	610	8
Champignoncreme-Suppe	Knorr	333	1385	23
Chinesische Wan Tan Suppe	Maggi	220	940	6
Flädle-Suppe	Knorr	298	1240	19
Französische Spargelcreme Suppe	Maggi	263	1097	17,2
Grießklößchen-Suppe	Knorr	223	935	10
Gulasch-Suppe	Knorr	334	1395	18
Holländische Käsecreme-Suppe mit Croutons	Maggi	357	1486	25,9
Holsteiner Hochzeits-Suppe	Maggi	149	625	7,2
Italienische Gemüse-Suppe 'Minestrone'	Knorr	174	735	5
Kanadische Lachscreme Suppe	Maggi	234	980	10,8
Kartoffel-Suppe mit Räucherspeck	Knorr	354	1480	7
Kids Suppen Fleischklößchensuppe	Maggi	105	441	3,8

Lebensmittel	Hersteller	kcal	kJ	Fett in gr
Kids Suppen Hühnersuppe	Maggi	147	620	4
Kids Suppen Klare Suppe	Maggi	156	660	3,2
Kids Suppen Tomatensuppe	Maggi	302	1278	8,2
Meisterklasse Suppen Blumenkohl-Broccoli-Suppe mit Schinken	Maggi	319	1327	22,9
Meisterklasse Suppen Broccolicreme Suppe	Maggi	247	1031	14,6
Meisterklasse Suppen Champignoncreme Suppe	Maggi	238	998	9,6
Meisterklasse Suppen Kartoffelcreme Suppe	Maggi	242	1015	9,9
Meisterklasse Suppen Klare Kräuterklößchen Suppe	Maggi	172	725	5
Meisterklasse Suppen Pilz-bouillon mit feinen Klößchen	Maggi	166	696	7,6
Meisterklasse Suppen Tomatencreme Suppe "Provençale"	Maggi	253	1059	11,3
Riesenappetit Fleischklößchen	Maggi	188	796	3,4
Riesenappetit Linsentopf mit Speck	Maggi	386	1632	6
Riesenappetit Nudeltopf mit Rindfleisch	Maggi	284	1204	4,8
Schwäbische Käseklößchen-Suppe	Maggi	207	862	12,7
Schwäbische Maultäschle-Suppe mit Leberknöpfle	Maggi	182	767	6,1
Skandinavische Krabben-Suppe	Maggi	254	1060	14,8

Lebensmittel	Hersteller	kcal	kJ	Fett in gr
Suppen Mahlzeit Champignon-Nudel-Suppe	Maggi	363	1522	15,5
Suppen Mahlzeit Käse-Nudel-Suppe	Maggi	429	1808	14
Suppen Mahlzeit Nudelsuppe mit Klößchen	Maggi	327	1376	11,6
Suppen Mahlzeit Tomatensuppe mit Ravioli	Maggi	421	1772	12,5
Tomaten-Suppe mit Reis	Knorr	199	840	3
Zwiebel-Suppe	Knorr	129	535	5
Schnellsuppen und -eintöpfe		*pro Beutel/Becher*		
Asia Nudel Snack "5 Spice – 5 Gewürze"	Maggi	231	983	0,8
Asia Nudel Snack "Ayam – Huhn"	Maggi	237	1007	1
Asia Nudel Snack "Kari – Curry"	Maggi	237	1007	0,6
Asia Nudel Snack "Sesam – Rind"	Maggi	233	991	1
Asia Nudel Snack "Soto – Ayam"	Maggi	238	1010	0,9
Broccoli-Creme-Suppe mit Croûtons	Unox	96	407	4,1
Broccolicreme-Suppe	Maggi	90	373	6,4
Broccolicreme-Suppe mit Mandel-Croûtons	Knorr	97	400	7
Champignon-Creme-Suppe	Unox	63	267	1,4
Champignon-Creme-Suppe mit Croûtons	Unox	60	225	1,8
Champignoncreme-Suppe	Maggi	114	474	7
Champignoncreme-Suppe mit Petersilien-Croûtons	Knorr	108	450	8

Lebensmittel	Hersteller	kcal	kJ	Fett in gr
Chinesische Gemüse-Suppe, süß-sauer	Unox	48	204	0,6
Chinesische Nudel-Suppe	Unox	102	434	1,1
Consommé Rinderkraftbrühe mit Croûtons	Unox	42	173	2,4
Feine Bohnen	Knorr	147	620	4
Feine Linsen	Knorr	179	760	3
Französische Knoblauch-Suppe mit Croûtons	Unox	87	365	3,5
Gemüse-Creme-Suppe mit Croûtons	Unox	89	372	3,6
Gemüse-Nudel-Suppe	Unox	103	448	1,2
Gemüsecreme-Suppe mit Croutons	Maggi	112	466	8
Grüne-Nudel-Suppe mit Käse	Unox	150	638	3,4
Hühner-Nudel-Suppe	Unox	110	470	1,4
Hühner-Suppe	Unox	33	138	0,8
Hühnersuppe mit Nudeln	Maggi	22	92	0,5
Indische Hühner-Suppe mit Croûtons	Unox	80	339	2,6
Kartoffel-Creme-Suppe mit Croûtons	Unox	80	336	2,4
Kartoffelbrei "Rheinische Art"	Maggi	179	751	7,3
Kartoffelsuppe mit Speck und Croûtons	Knorr	65	275	2
Käse-Nudeltopf	Maggi	296	1243	13,9
Käsecreme-Suppe mit Emmentaler-Croûtons	Knorr	107	445	7
Klare Hühner-Suppe mit Curry-Croûtons	Knorr	54	230	3
Kräutercreme-Suppe mit Senf-Croûtons	Knorr	102	425	7

Lebensmittel	Hersteller	kcal	kJ	Fett in gr
Lauch-Creme-Suppe mit Croûtons	Unox	92	386	4,4
Lauchcreme-Suppe mit Croutons	Maggi	111	462	7,8
Lauchcreme-Suppe mit Weizen-Croûtons	Knorr	86	355	6
Minestrone	Knorr	103	435	1
Nudeln in Rahmsoße	Maggi	290	1217	10,8
Nudeln in Waldpilzrahmsauce	Maggi	225	944	0,4
Nudeltopf mit Gulasch	Maggi	200	843	6,7
Nudeltopf mit Rindfleischklößchen	Maggi	141	593	3
Rinderkraftbrühe mit Roggen-Croûtons	Knorr	35	150	2
Rindfleisch-Nudel-Suppe	Unox	80	344	0,7
Rindfleischsuppe	Unox	29	122	0,6
Rindfleischsuppe mit Croutons	Maggi	36	150	2,3
Schweizer Käse-Suppe mit Croûtons	Unox	92	383	3,3
Spaghetti Bolognese	Maggi	269	1127	12,1
Spaghetti in Tomatensoße	Maggi	280	965	6,8
Spargel-Creme-Suppe	Unox	60	255	1,8
Spargel-Creme-Suppe mit Croûtons	Unox	92	386	4,2
Spargelcreme-Suppe mit Schnittlauch-Croûtons	Knorr	88	365	6
Spargelcreme-Suppe mit Spargelstückchen	Maggi	98	410	5,9
Tomate-Zucchini	Knorr	139	585	6
Tomaten-Creme-Suppe mit Croûtons	Unox	101	423	3,6

Lebensmittel	Hersteller	kcal	kJ	Fett in gr
Tomaten-Nudel-Suppe	Unox	144	614	2
Tomatencreme-Suppe mit Basilikum-Croûtons	Knorr	67	280	3
Tomatencremesuppe mit Croutons	Maggi	77	323	1,7
Suppen-Einlagen				*pro Beutel*
Bagettini mit Röstzwiebeln	Knorr	92	390	3
Gemüse-Reis-Klößchen	Knorr	218	910	9
Kräuter-Crêpes mit Paprika	Knorr	181	755	11
Nudel-Schnecken mit Paprikafüllung	Knorr	138	585	2
Nudel-Schnecken mit Spinatfüllung	Knorr	141	595	2
Basis-Saucen			*je 250 ml Soße/andere Angaben*	
Asia Chili-Sauce	Unox	117	500	0
Asia süß-sauer	Unox	100	425	0
Auflauf-Sauce	Thomy	275	1147	27
Béarnaise	Thomy	205	855	19
Béchamel	Thomy	215	910	21
Béchamelsauce, 100 ml		85	355	6
Bratensaft	Maggi	104	434	7
Bratensauce mit Pilzen, Instant, 100 ml		50	210	2
Bratensauce, dunkel, Instant, 100 ml		52	216	2
Bratensoße Extra	Knorr	145	585	7
Champignon Geflügel Sauce	Knorr	241	1005	4
Champignon Rahm Sauce	Knorr	223	925	17
Champignon-Soße	Maggi	175	732	11,1
Champignonsauce mit Sahne und Weißwein, 100 ml		75	315	7
Crème fraîche Sauce	Knorr	276	1150	19

Lebensmittel	Hersteller	kcal	kJ	Fett in gr
Curry Sauce	Knorr	203	850	10
Curry-Sauce	Unox	151	632	25,7
Currysoße	Maggi	122	509	5,1
Delikatess Bratensauce	Knorr	199	825	15
Delikatess Jägersoße	Maggi	128	535	6,7
Delikatess Rahmsoße zum Braten	Maggi	200	840	13
Delikatess Soße zum Braten	Maggi	95	400	6
Edelpilz Sauce	Knorr	201	835	15
Estragon Sauce	Knorr	227	950	12
Feine helle Soße Holländische Art	Maggi	183	765	8,8
Feinkost-Soße zum Braten	Knorr	109	460	4
Fix für Bolognese, 100 ml	Raguletto	59	253	0,2
Geflügel-Sahne	Thomy	221	911	23
Grillsauce mexikanisch		59	246	2
Grundsauce, braun		59	247	5
Grundsauce, hell, gebunden		51	215	5
Grüne Sauce		180	754	14
Grüne-Pfeffer-Sauce	Unox	236	980	20,7
Hackfleischsauce		91	381	7
Helle Soße	Maggi	112	470	5,4
Helle Soße	Knorr	137	575	7
Hollandaise	Thomy	233	971	23
Holländische Sauce		441	1847	47
Jäger Sauce	Knorr	116	485	5
Jäger Sauce	Maggi	142	593	7,4
Jägersauce		144	601	9
Jägersoße	Maggi	129	538	7,1
Jägersoße	Knorr	94	395	2
Kartoffel mal anders – Käse	Unox	275	1136	28

Lebensmittel	Hersteller	kcal	kJ	Fett in gr
Kartoffel mal anders – Kräuter-Knoblauch	Unox	245	1011	25
Kartoffel mal anders – Speck-Zwiebel	Unox	293	1209	31
Käsesauce		107	446	8
Klarer Bratensaft, instant	Knorr	100	415	5
Knoblauch-Sauce	Unox	375	1540	36,1
Kräuter Crevetten Sauce	Knorr	220	915	14
Kräuter Käse Sauce	Knorr	199	830	13
Kräuter-Sauce	Maggi	169	705	10
Kräutersauce		155	647	9
Kräutersoße	Maggi	128	535	5,8
Meerrettich-Sahne-Sauce	Thomy	102	422	8
Mexikanische Sauce	Unox	84	350	0
Mirácoli Pasta Sauce Tomate-Kräuter	Kraft	68	285	2,8
Mirácoli Pasta Sauce Tomate-Paprika	Kraft	36	152	0,3
Mirácoli Pasta Sauce Tomate-Chili	Kraft	70	295	2,8
Mirácoli Pasta Sauce Knoblauch-Zwiebel	Kraft	61	255	2,8
Mirácoli Pasta Sauce Bolognese	Kraft	110	460	7,1
Nudel-Sauce	Thomy	275	1147	27
Pasta-Sauce – Klassische Art, 100 ml	Raguletto	74	315	2,5
Pasta-Sauce mit Champignons, 100 ml	Raguletto	78	328	2,5
Pasta-Sauce mit Zwiebel und Knoblauch, 100 ml	Raguletto	75	317	1,6

Lebensmittel	Hersteller	kcal	kJ	Fett in gr
Pastaria – Broccoli-Sauce "Toscana"	Maggi	232	926	14,5
Pastaria – Kalabrische Tomaten-Sauce mit Schinken	Maggi	161	676	6,2
Pastaria – Käse-Kräuter-Sauce	Maggi	276	1147	20
Pastaria – Scharfe Tomaten-Sauce "Arrabiata"	Maggi	100	422	1,7
Pastaria – Spaghetti-Sauce "Carbonara"	Maggi	242	1012	14,1
Pastaria – Tomaten-Käse-Sauce	Maggi	205	860	9,9
Pastaria – Tomaten-Sauce "Napolitana"	Maggi	134	568	0,9
Pfannen-Sahne	Thomy	580	2419	60
Pfeffer Sauce	Knorr	200	830	15
Pfeffersoße	Maggi	115	481	5,3
Pfifferling Sauce	Knorr	266	1110	17
Rahmbraten Sauce	Knorr	222	925	17
Rahmbratensauce, 100 ml		120	504	12
Rahmbratensauce, 100 ml	Biskin	243	1004	23,8
Rahmsoße für Fleischgerichte	Knorr	163	685	8
Rahmsoße zu Braten	Maggi	198	823	13
Sahnesauce, 100 ml		102	429	5
Sauce à la Hollandaise	Maggi	147	614	8,7
Sauce à la Hollandaise	Knorr	121	505	6
Sauce Bernaise, 100 ml	Biskin	479	1975	51
Sauce Hollandaise, 100 ml	Biskin	479	1975	51
Sauce International Barbecue	Kraft	112	480	0,3
Sauce International Chili	Kraft	71	300	0,3
Sauce International Cocktail	Kraft	200	825	15
Sauce International Curry	Kraft	205	850	15,3

Lebensmittel	Hersteller	kcal	kJ	Fett in gr
Sauce International Dill-Lemon	Kraft	220	910	20,5
Sauce International El Pueblo Salsa	Kraft	83	350	0,2
Sauce International Knoblauch (hell)	Kraft	210	870	17,5
Sauce International Knoblauch (rot)	Kraft	109	465	0,3
Sauce International Peppersteak	Kraft	92	390	0,3
Sauce International Provençale	Kraft	205	860	16,5
Sauce International Schaschlik	Kraft	107	455	0,5
Sauce International Taco	Kraft	107	455	0,6
Sauce International Tzatziki	Kraft	230	945	20,5
Senf Sahne-Sauce	Thomy	96	401	7,2
Soße zu Geflügel	Maggi	136	569	6,7
Soße zu Gulasch	Maggi	131	550	5,7
Soße zu Hackbraten	Maggi	121	507	5,3
Soße zu Rinderbraten	Maggi	145	605	7,7
Soße zu Sauerbraten	Maggi	105	440	3,3
Soße zu Schweinebraten	Maggi	98	407	5,5
Soße zum Braten	Maggi	80	335	5
Soße zum Braten	Knorr	84	350	2
Soße zum Schweinebraten	Knorr	98	410	4
Spaghetteria – Bolognese Sauce Ragù di Carne	Knorr	272	1130	16
Spaghetteria – Broccoli Sauce Veronese	Knorr	223	930	16
Spaghetteria – Käse Sauce Quattro Formaggi	Knorr	273	1135	20

Lebensmittel	Hersteller	kcal	kJ	Fett in gr
Spaghetteria – Käse Spinat Sauce Bianco Verde	Knorr	258	1070	20
Spaghetteria – Sahne Sauce Carbonara	Knorr	254	1060	19
Spaghetteria – Steinpilz Sauce Funghi	Knorr	185	770	13
Spaghetteria – Tomaten Käse Sauce Parmarosa	Knorr	245	1025	14
Spaghetteria – Tomaten Sauce Napoli	Knorr	151	635	2
Spaghetti Soße Käse-Basilikum	Maggi	198	823	13,5
Spaghetti Soße Sahne-Schinken	Maggi	203	846	14
Spaghetti Soße Tomaten-Kräuter	Maggi	113	475	3
Specksauce		85	355	8
Steak-Sauce	Unox	85	360	0
Steaksoße	Maggi	195	813	12,5
Tomatenketchupsauce		388	1625	41
Tomatensoße	Maggi	154	646	6,2
Trüffel Sauce	Knorr	277	1150	21
Zitronen Butter Sauce	Knorr	244	1020	13
Zubereitung für Champignon-Rahmsauce	Maggi	289	1209	21,3
Zubereitung für Curry-Rahmsauce	Maggi	122	512	5,2
Zubereitung für Pfeffer-Rahmsauce	Maggi	135	563	7,7
Zubereitung für Rahmbraten-Sauce	Maggi	155	647	9,9

Lebensmittel	Hersteller	kcal	kJ	Fett in gr
Zubereitung für Sauce Béarnaise	Maggi	138	578	8,3
Zubereitung für Sauce Hollandaise	Maggi	143	599	8,3
Zubereitung für Sauce Hollandaise	Knorr	1084	4465	113
Zwiebel Sahne Sauce	Knorr	257	1070	17
Zwiebel-Sauce	Maggi	159	668	7
Kalte Saucen				*je 100 ml*
Barbecuegrillsauce, Fertigprodukt		146	612	0
Barbecuesauce	Unox	88	370	0
Chili Tomaten	Thomy	378	1581	34,3
Chili-Sauce	Unox	86	370	0
Chilisauce		198	827	10
Chili	Thomy	170	720	11
Cocktail	Thomy	300	1200	26
Cocktail-Sauce	Unox	323	1330	31
Cumberlandsauce		222	929	0
Curry	Thomy	230	940	16
Curry-Sauce, pikant	Biskin	230	953	23
Currygrillsauce		134	559	1
Dill-Sahne	Thomy	265	1120	24
Knoblauch weiß	Thomy	320	1330	31
Knoblauch-Grill	Thomy	80	345	2
Mango Chutney	Thomy	301	1258	26,6
Meerrettich	Thomy	260	1110	21
Mexicana	Thomy	110	455	0
Pfeffer	Thomy	100	415	0
Salsa	Thomy	100	415	0
Sauce International Zigeuner	Kraft	83	350	0,3
Schaschlik	Thomy	110	470	0

Lebensmittel	Hersteller	kcal	kJ	Fett in gr
Schaschlik-Sauce	Unox	87	370	0,2
Schaschliksauce, Fertigprodukt		75	312	2
Teufel	Thomy	40	180	+
Tzatziki-Knoblauch-Sauce	Unox	219	910	20,6
W. Barbecue	Thomy	90	370	+
Zigeuner	Thomy	100	420	0
Zigeuner-Sauce	Unox	75	320	0
Zigeunergrillsauce		61	255	1
Chips-Saucen				*je 100 ml*
Salsa	Maggi	83	347	0,2
Salsa verde	Maggi	53	221	0
Taco-Sauce	Maggi	58	240	0,2
Texicana Salsa	Thomy	101	429	0,3
Texicana Taco Salsa	Thomy	58	240	0,2
Texicana Verde	Thomy	53	221	0,1

8. Mehle, Backteige, Kuchenmischungen, Flocken

Getreide, Mehle und sonstige Mahlprodukte			*je 100 g*
Buchweizen, Korn, geschält	341	1425	1,7
Grütze	337	1411	1,6
Vollmehl	338	1415	1,7
Gerste, Korn	315	1316	2,1
Graupen	338	1415	1,4
Mehl, Vollkorn	348	1454	1,9
Getreide, Sprossen, frisch, ø	68	286	0,4
Grünkern (Dinkel), Korn	320	1340	2,7
Dinkel, Mehl	332	1388	2,5
Grünkerngrieß Knorr	352	1495	3
Grünkernmehl Knorr	352	1495	3

Lebensmittel	Hersteller	kcal	kJ	Fett in gr
Hafer, Korn		354	1479	7,1
Flocken (Vollkorn)		354	1479	8
Haferflocken, Instant		351	1470	7,7
Grütze		387	1618	5,8
Hirse, Korn		354	1479	3,9
Mais, Korn		331	1385	3,8
Popcorn		368	1539	5
Grieß		339	1419	1,1
Vollmehl		329	1376	2,8
Cornflakes		355	1488	1
Müsli mit Milch, Zucker und Obst		173	723	5
Müsli mit Trockenobst und Nüssen		390	1632	12
Quinoa		343	1437	5
Roggen, Korn		293	1225	1,7
Roggenflocken		307	1286	1,7
Mehl, Type 815		321	1341	1
Mehl, Type 997		312	1303	1,1
Mehl, Type 1150		319	1333	1,3
Vollkornmehl/Backschrot, T. 1800		293	1225	1,5
Keime, getrocknet		400	1672	11,2
Speisekleie		176	736	4,3
Vollkornhaferflocken	Knorr	348	1470	7
Weizen, Korn		308	1287	2
Grieß		328	1373	1
Mehl, Type 405		335	1403	1
Mehl, Type 550		337	1409	1,1
Mehl, Type 1050		331	1383	1,8
Vollkornmehl/Backschrot, T. 1700		302	1262	2

Lebensmittel	Hersteller	kcal	kJ	Fett in gr
Keime, getrocknet		312	1304	9,2
Speisekleie		174	728	4,7
Stärkemehle				*je 100 g*
Kartoffel-Stärke		336	1405	0,1
Mais-Stärke		346	1448	0,1
Reis-Stärke		343	1436	0
Weizen-Stärke		347	1451	0,1
Backteige tiefgefroren, backfertig,			*je 100 g zubereitet*	
Apfelstrudel		230	970	12
Apfeltaschen		268	1121	8
Biskuit		320	1339	4
Blätterteig		375	1575	25
Cookies	Sanella	449	1873	24
Gewürzkuchen		390	1640	15
Hefeteig		303	1268	7
Käsekuchen		230	965	8
Marmorkuchen		381	1593	15,9
Mohnkuchen		355	1490	17
Mürbeteig	Sanella	476	1986	27
Nußkuchen		417	1745	23,8
Pizzateig		258	1078	6,4
Pizza	Sanella	287	1198	5
Rührteig	Sanella	393	1637	20
Rührteig		430	1805	19
Sachertorte		365	1535	17,5
Schwarz-Weiß-Gebäck	Sanella	472	1970	25
Zitronenkuchen		360	1510	12
Backmischungen verzehrfertig zubereitet		*je 1 Portion = 1/16 Kuchen*		
Apfel-Marzipan-Kuchen	Oetker	241	1010	10,8
Bratapfel-Kuchen	Oetker	330	1379	18,7
Florentiner Kuchen	Oetker	270	1136	9,7
Gewürzkuchen	Oetker	231	978	9,1

Lebensmittel	Hersteller	kcal	kJ	Fett in gr
Käse-Sahne-Torte	Oetker	277	1174	16,2
Kirschli-Kuchen	Oetker	309	1292	17,1
Marmorkuchen	Oetker	198	838	8,5
Nußkuchen	Oetker	251	1065	11
Schokoladenkuchen	Oetker	265	1123	15
Zitronenkuchen	Oetker	234	991	9,1

9. Backwaren, Brot, Kuchen, Kekse

Brot und Brötchen			je 100 g
Baguette	260	1086	0,7
Croissants	McDonald's	425	1775	25,4
Croissants (Butterhörnchen)	508	2126	33
Egg McMuffin	McDonald's	277	1156	14,8
Fladenbrot	239	1001	1
Grahambrot	199	832	1
Ham & Eggs	McDonald's	221	927	10,5
Knäckebrot	318	1328	1,5
mit Buttermilch	358	1498	2
Mehrkorn	358	1499	2,2
mit Sesam	371	1552	5
Laugenbrezel/-brötchen	226	945	1,8
Leinsamenbrot	226	945	2
McBaguette	McDonald's	208	874	8,1
McCroissant	McDonald's	327	1365	19,4
Mehrkornbrot	216	904	1,6
Mehrkornbrötchen	233	975	1
Paniermehl	358	1499	2
Pumpernickel	182	762	1
Roggen- oder Weizenmischbrot	213	890	1

Lebensmittel	Hersteller	kcal	kJ	Fett in gr
Roggenbrot		217	960	1
Roggenbrötchen		223	934	1
Roggenmischbrot		210	880	1,1
Roggenschrot- und Vollkornbrot		193	808	1,2
Roggenschrotbrot		185	776	1
Roggenvollkornbrötchen mit Kümmel		203	851	1
Röstbrotwürfel (Croûtons)		275	1151	2
Semmelknödel		168	702	7
Toastbrot		259	1085	3
1 Käsetoast mit Schinken		258	1079	16
1 Schinkentoast		184	772	8
1 Toast Hawaii		235	985	14
Vollkorn-Fladenbrot		367	1536	3
Vollkornbrot		201	842	1
Vollkornbrot mit Sonnenblumenkernen		231	965	3,9
Vollkornbrötchen		223	935	2
Weißbrot		233	974	1,2
Weißbrot mit Rosinen		244	1021	1
Weizenbrötchen (Semmeln)		272	1139	1,9
Weizenmischbrot		226	943	1,1
Weizenschrot- und Vollkornbrot		204	854	1
Weizenschrotbrot		218	911	1
Weizenschrotbrötchen		250	1048	1
Weizentoastbrot		260	1088	4,5
Weizenvollkornbrötchen		252	1053	1
Zwiebelroggenbrötchen		244	1023	1
Gebäck und Kuchen				*je 100 g*
ABC	Bahlsen	380	1616	1
Afrika Edelherb	Bahlsen	552	2305	33

Lebensmittel	Hersteller	kcal	kJ	Fett in gr
Afrika Vollmilch	Bahlsen	540	2257	31
Amerikaner		315	1317	9
Apfelkuchen, gedeckt		203	850	7,5
Hefeteig		144	603	3
Rührteig		214	895	10
gedeckt, Mürbeteig		229	959	9
Apfelscheiben in Rumteig		115	482	2
Apfelstrudel		165	691	6
Apfeltasche	McDonald's	275	1150	15
Aprikosentorte (Rührteig mit Nüssen)		240	1005	13
Azora	Bahlsen	494	2074	21
Bahia	Bahlsen	551	2298	33
Baiser		364	1524	0
Bambini	Bahlsen	398	1687	4
Bananen im Ausbackteig		157	657	4
Baumkuchen		427	1786	22
Berliner Pfannkuchen		317	1326	11,8
Bienenstich		301	1259	16
Biskuit (Löffel-)		407	1703	5
Biskuitrolle mit Erdbeersahne		216	906	12
Zitronensahne		226	948	9
Blätter-Brezeln	Bahlsen	479	2012	20
Blätterteig, tiefgefroren		375	1569	24
Gebäck		414	1733	30
Buchteln (Hefeteig)		315	1319	13
Butterblätter	Bahlsen	504	2114	24
Buttergebäck		498	2086	26
Butterkeks		422	1766	10
Butterkuchen		366	1531	16,8
Cafeteria Amandine	Bahlsen	486	2029	28
Cafeteria Apriette	Bahlsen	387	1627	13

Lebensmittel	Hersteller	kcal	kJ	Fett in gr
Cafeteria Cholette	Bahlsen	469	1962	26
Cafeteria Raisine	Bahlsen	420	1763	19
Choco Friends	Bahlsen	545	2277	31
Comtess – Choco-Chips-Kuchen	Bahlsen	459	1922	24
Comtess – Haselnuß-Kuchen	Bahlsen	439	1836	23
Comtess – Herren-Kuchen	Bahlsen	409	1837	23
Comtess – Marmor-Kuchen	Bahlsen	445	1863	23
Comtess – Zitronen-Kuchen	Bahlsen	452	1890	25
Conditola – Butter-Marmorkuchen	Bahlsen	418	1748	22
Conditola – Haselnußkuchen	Bahlsen	438	1832	24
Conditola – Marzipankuchen	Bahlsen	427	1784	23
Conditola – Schokokuchen	Bahlsen	419	1754	22
Conditola – Zitronenkuchen	Bahlsen	422	1766	24
Country Cookies Nuß	Bahlsen	515	2155	26
Country Cookies Schoko	Bahlsen	507	2125	24
Cremetorte		316	1323	19
Dampfnudeln		325	1361	13
Deloba	Bahlsen	452	1903	15
Diät Butterblätter	Bahlsen	467	1959	20
Diät Finesse	Bahlsen	511	2137	28
Diät Kipferl	Bahlsen	516	2153	30
Diät Leibniz Butterkeks	Bahlsen	430	1816	10
Diät Leibniz Schokokeks	Bahlsen	504	2108	26
Diät Ohne Gleichen	Bahlsen	570	2374	38
Donauwellen		312	1308	19
Donuts (Schoko)	McDonald's	424	1774	48,7
Donuts (Zucker)	McDonald's	435	1819	25,6
Erdbeer-Sahne-Torte		202	847	11
Fverest	Bahlsen	458	1927	16
Frankfurter Kranz		363	1521	24

Lebensmittel	Hersteller	kcal	kJ	Fett in gr
Früchtebrot		289	1211	8,6
Germknödel		299	1250	18
Gewürzkuchen		335	1403	12,5
Gourmet – Haselnuß-Kuchen	Bahlsen	469	1959	26
Gourmet – Kakao-Mandel-Kuchen	Bahlsen	453	1896	24
Gourmet – Königskuchen	Bahlsen	414	1736	19
Gourmet – Marzipan-Kuchen	Bahlsen	450	1881	25
Hannover-Waffeln	Bahlsen	538	2246	30
Hefegebäck, einfach		249	1043	6,6
Hefeklöße aus dem Backofen		309	1294	12
Hefeteig		307	1287	11
Hefezopf mit Rosinen		303	1268	9
Heidesand (Rührteig)		461	1930	23
Hit	Bahlsen	518	2170	26
Honigkuchen, feiner		359	1503	6
Käse-Sahne-Torte (Brandteig)		251	1049	7
Käse-Windbeutel (Brandteig)		251	1049	7
Käsekuchen (Hefeteig)		311	1301	17
Kipferl	Bahlsen	543	2267	32
Kirschstrudel		217	908	7
Kirschtasche	McDonald's	309	1294	36,9
Kleingebäck, gemischt		515	2155	26,7
Königskuchen		349	1462	14
Lecker-Locker – Zitronen-Kuchen	Bahlsen	477	1992	28
Lecker-Locker – Butter-Sandkuchen	Bahlsen	452	1894	23
Lecker-Locker – Marmorkuchen	Bahlsen	472	1971	26

Lebensmittel	Hersteller	kcal	kJ	Fett in gr
Lecoco	Bahlsen	570	2377	37
Leibniz Butterkeks	Bahlsen	446	1880	12
Leibniz Butterkeks knusprig	Bahlsen	438	1849	11
Leibniz Happy Mix	Bahlsen	505	2118	23
Leibniz Minis Butterkeks	Bahlsen	463	1948	15
Leibniz Minis Schokokeks	Bahlsen	492	2065	21
Leibniz Obstgarten Pfirsich-Maracuja	Bahlsen	520	2177	27
Leibniz Obstgarten Zitrone	Bahlsen	529	2216	28
Leibniz Schokokeks EH	Bahlsen	513	2150	26
Leibniz Schokokeks VM	Bahlsen	509	2133	25
Leibniz Teddys	Bahlsen	502	2104	23
Leibniz Vollkorn	Bahlsen	420	1763	14
Leibniz Zoo	Bahlsen	445	1876	12
Löffelbiskuit		414	1734	8
Makronentorte		443	1853	25
Man nehme	Bahlsen	435	1837	10
Mandelmakronen		376	1573	24
Mandeltorte (Rührteig)		460	1928	33
Marmorkuchen		391	1638	22
Messino Orange VM	Bahlsen	426	1791	17
Mohnstollen (Hefeteig)		324	1356	15
Möhren-Nuß-Torte (Biskuitteig)		317	1326	17
Mokka-Sahne-Torte (Biskuitteig)		306	1283	20
Müslikeks		443	1854	19
Noch Eine, Premium Eiswaffel	Bahlsen	508	2129	24
Nußecken (Mürbeteig)		540	2259	36
Nußkuchen		436	1824	29,1
Obstkuchen, Hefeteig		176	736	3,5

Lebensmittel	Hersteller	kcal	kJ	Fett in gr
Obsttörtchen				
(Mürbeteig mit Margarine)		198	831	10
Obsttortenboden, verzehrfertig		349	1460	5
Ohne Gleichen Vollmilch	Bahlsen	576	2402	38
Ohne Gleichen Edelherb	Bahlsen	575	2398	38
Petite Cappuccino	Bahlsen	596	2483	41
Petite Mandel	Bahlsen	579	2412	38
Petite Nuß	Bahlsen	574	2394	37
Petite Schoko	Bahlsen	573	2389	37
Plundergebäck mit Marzipan		377	1580	21
Prinzregententorte (Rührteig)		386	1618	26
Quark-Apfel-Torte		170	712	5
Quarkstollen (Rührteig)		366	1531	16
Quarkstrudel		224	937	8
Rehrücken (Biskuitteig)		427	1786	24
Rhabarbertorte mit Baiser				
(Rührteig)		181	758	10
Rheinische Mutzen (Rührteig)		294	1232	4
Rodonkuchen (Rührteig)		359	1504	17
Rührkuchen		361	1510	16
Rumkugeln		403	1687	10
Russisch Brot				
(Buchstabengebäck)		388	1624	1
Sachertorte		337	1413	14
Sahnetorte		365	1527	25
Sandkuchen		440	1842	27
Sandtorte, Wiener		424	1777	25
Schnecken (Hefeteig)		340	1424	8
Schokini	Bahlsen	499	2094	23
Schuhsohle, gefüllt				
(Blätterteig)		411	1720	31
Schwarzwälder Kirschtorte		247	1034	16

Lebensmittel	Hersteller	kcal	kJ	Fett in gr
Schwarzweißgebäck (Mürbeteig)		468	1958	21
Schweinsohren (Blätterteig)		501	2096	30
Spécialité Suisse Baladin	Bahlsen	575	2398	37
Spécialité Suisse Chocomousse	Bahlsen	555	2317	33
Spécialité Suisse Truffet	Bahlsen	538	2249	30
Spitzbuben (Mürbeteig)		568	2379	39
Springerle		336	1406	3
Spritzgebäck		531	2222	32
Streuselkuchen (Hefeteig)		377	1580	15
Tortenboden, Biskuitteig mit Butter		391	1639	19
Twingo	Bahlsen	559	2331	35
Vanillekipferln (Rührteig)		491	2056	31
Vanillemürbchen		530	2220	35
Vollkornkeks i.D.		440	1841	20
Vollkornzwieback		364	1523	8
Waffelblätter mit Schokoüberzug		552	2307	33,5
Waffeletten EH	Bahlsen	537	2247	30
Waffeletten VM	Bahlsen	528	2210	28
Waffelmischung		472	1975	20
Wespennester (Baisermasse)		456	1909	25
Wiener Hörnchen (Hefeteig)		416	1741	23
Windbeutel mit Sahne (Brandteig)		315	1319	20
Zitronen-Sahne-Torte (Biskuitteig)		273	1144	15
Zuckerkuchen (Hefeteig)		360	1373	17
Zwetschgenknödel mit Zucker und Zimt		118	493	5

Lebensmittel	Hersteller	kcal	kJ	Fett in gr
Zwetschgenkuchen (Hefeteig)		167	701	4
Zwieback, eifrei		368	1541	4
Saisongebäck				*je 100 g*
Aachener Printen		465	1948	21
Akora VM + EH	Bahlsen	395	1690	11
Amato	Bahlsen	476	1993	23
Auslese	Bahlsen	436	1830	17
Bahlsen-Stollen	Bahlsen	440	1850	23
Bunte Lebkuchen Mischung	Bahlsen	390	1650	5
Butter-Stollen	Bahlsen	419	1754	20
Christ-Stollen	Bahlsen	407	1705	19
Contessa	Bahlsen	426	1790	15
Dominosteine	Bahlsen	384	1620	9
Düsseldorfer Törtchen	Bahlsen	415	1750	13
Dresdner Stollen		414	1732	22
Edel-Marzipan-Stollen	Bahlsen	435	1822	23
Elisenlebkuchen		412	1727	20
Exquisit-Stollen	Bahlsen	453	1893	25
Feinster Gewürz-Spekulatius	Bahlsen	468	1969	16
Feinster Butter-Spekulatius	Bahlsen	481	2021	19
Feinster Mandel-Spekulatius	Bahlsen	498	2087	22
Fürstenschnitte	Bahlsen	436	1829	17
Früchtebrot (Rührteig)		350	1466	12
Früchtekuchen		384	1606	17
Grandessa	Bahlsen	400	1600	8
Haselnuss-Stollen	Bahlsen	488	2036	31
Honigkuchen, feiner		359	1503	6
Jupiter	Bahlsen	395	1675	11
Lebkuchen-Brezeln	Bahlsen	404	1703	10
Lebkuchen-Herzen	Bahlsen	405	1710	10
Lebkuchen-Sterne	Bahlsen	410	1720	10
Leckerbissen	Bahlsen	431	1831	16

Lebensmittel	Hersteller	kcal	kJ	Fett in gr
Märchenland	Bahlsen	505	2116	23
Makronen		449	1879	24
Marzipan-Makronen mit Schokolade	Bahlsen	467	1955	22
Marzipanstollen (Hefeteig)		390	1631	19
Mini Schoko-Spekulatius	Bahlsen	513	2149	25
Mohn-Stollen	Bahlsen	442	1848	23
Nürnberger Lebkuchen		412	1727	20
weiße		396	1656	5
Nußprinten		465	1948	21
Pfefferkuchen		380	1592	9
Pfeffernüsse		396	1656	5
Pflastersteine		386	1615	8
Rum-Stollen	Bahlsen	414	1735	20
Saftige Schoko-Bäumchen	Bahlsen	403	1698	13
Sternschnuppen	Bahlsen	449	1888	15
Weihnachtsstollen, sächsischer		377	1577	17
Zimtsterne	Bahlsen	500	2105	27
Zimtsterne (Baisermasse)		455	1907	26
Zum Fest	Bahlsen	440	1880	17
Snacks und salziges Gebäck				*je 100 g*
Cashew	Bahlsen	635	2690	51
Chipsletten – Cheese & Onion	Bahlsen	511	2135	29
Chipsletten – Salz	Bahlsen	511	2135	29
Chipsletten – Texan Chili	Bahlsen	511	2135	29
Chipsletten – Paprika	Bahlsen	511	2135	29
Club Cräcker	Bahlsen	475	1995	19
Crunchips – Cheese & Onion	Bahlsen	524	2270	34
Crunchips – Paprika	Bahlsen	524	2270	34
Crunchips – Salz	Bahlsen	524	2270	34
Erdnüsse geröstet/gesalzen	Bahlsen	638	2695	51

Lebensmittel	Hersteller	kcal	kJ	Fett in gr
Erdnüsse würzig pikant	Bahlsen	624	2639	48
Erdnuß-Locken	Bahlsen	488	2046	24
Käse-Finessen	Bahlsen	550	2325	34
Käse-Windbeutel (Brandteig)		363	1521	32
Knabbergebäck		347	1452	1
Kräcker		450	1883	14
Kümmelstange		465	1948	24
Laugengebäck		340	1423	3
Lunch Club	Bahlsen	489	2051	22
Monster Munch	Bahlsen	509	2130	25
Nic Nac's	Bahlsen	550	2290	38
Peppies, Snack Speck	Bahlsen	480	2020	25
Pistazien	Bahlsen	665	2825	57
Pizza mit Tomaten, Käse und Salami		265	1108	14
Pomlets	Bahlsen	462	1941	18
Quiche Lorraine		321	1345	26
Salsa Dip Hot	Bahlsen	130	551	0,2
Salsa Dip Mild	Bahlsen	133	567	0,1
Salzbrezeln	Bahlsen	420	1780	10
Salzletten	Bahlsen	405	1725	6
Salzstangen, Salzbrezeln		389	1628	5
Sepp	Bahlsen	440	1865	15
Studentenfutter, Master Mix	Bahlsen	560	2375	37
Tacitos,Tortilla Chips	Bahlsen	483	2022	25
Zwiebelkuchen (Hefeteig)		218	913	14

10. Beilagen, Hülsenfrüchte, Samen, Nüsse

Beilagen		je 100g zubereitet/andere Angabe		
Böhmische Knödel	Pfanni	236	1003	1
Canneloni, roh	Buitoni	355	1507	1,7
Cellentani, Express, roh	Buitoni	362	1535	1,7
Cellentani, roh	Buitoni	355	1507	1,7
Echt bayrische Knödel	Pfanni	172	730	<1
Eier-Teigwaren (Nudeln), roh		347	1452	3
Eliche Tricolori, roh	Buitoni	362	1535	1,7
Eliche, roh	Buitoni	362	1535	1,7
Erbsen-Pürree	Pfanni	95	390	1
Festtags-Knödel	Pfanni	208	880	<1
Fixe Knödel halb & halb	Pfanni	203	865	<1
Gekochte Klöße	Pfanni	178	755	<1
Gnocchi, roh	Buitoni	362	1535	1,7
Halb & Halb Knödel	Maggi	83	353	0,4
Kartoffel Knödel halb & halb	Pfanni	213	900	<1
Kartoffel Pürree	Maggi	122	520	2,2
Kartoffel Pürree mit Milch	Maggi	104	422	1,6
Kartoffel, roh		70	292	0,1
Chips		539	2254	39,4
gekocht (mit Schale)		70	292	0,1
geröstet		121	508	1
Pommes frites, verzehrfertig		290	1214	14,5
Trockenkartoffeln		337	1408	0,9
Kartoffel-Plätzchen, 1 Beutel	Pfanni	592	2500	12
Kartoffel-Puffer	Maggi	283	1178	18,8
Kartoffel-Puffer, 1 Beutel	Pfanni	513	2180	<1
Kartoffel-Pürree, 1-2 Portionen	Pfanni			
Wasserzubereitung		94	400	<1

Lebensmittel	Hersteller	kcal	kJ	Fett in gr
Milchzubereitung		204	860	6
Kartoffel-Pürree, 3 x 3 Portionen	Pfanni	117	495	2
Kartoffel-Pürree, 4 Portionen	Pfanni	142	600	3
Kartoffel-Pürree mit Milch	Pfanni	110	480	2
Kartoffel-Schmarrn, 1 Beutel	Pfanni	466	1965	10
Kartoffelbrei, 1-2 Portionen	Pfanni	154	650	3
Kartoffelbrei, 3 Portionen	Pfanni	154	650	3
Kartoffelknödel Halb & Halb	Maggi	137	564	1,4
Knödel halb und halb	Pfanni	169	720	<1
Lasagne, roh	Buitoni	362	1535	1,7
Le Preziose Tagliatelle, grün, roh	Buitoni	379	1605	3,7
Le Preziose Tagliatelle, roh	Buitoni	373	1580	3,7
Le Preziose Tortellini, roh	Buitoni	390	1645	10
Penne Lisce, roh	Buitoni	362	1535	1,7
Penne Rigate, roh	Buitoni	362	1535	1,7
Pennette Rigate, Express, roh	Buitoni	362	1535	1,7
Reis, Naturreis, roh		343	1435	2,2
gegart		112	469	1
Poliert, parboiled, gekocht		106	443	0,2
Poliert, parboiled, roh		344	1440	0,5
Paella		146	613	9
Puffreis		390	1632	2
Reismehl		352	1471	0,7
Reisstärke		348	1455	0
Ricecrispies		377	1580	1
Reiskugeln "Curry"	Maggi	117	495	1,8
Reiskugeln "Risi-Bisi"	Maggi	113	477	1,3
Rohe Klöße	Maggi	96	395	0,8
Rohe Klöße	Pfanni	195	830	< 1
Rohe Reibe-Klöße	Pfanni	214	910	< 1

Lebensmittel	Hersteller	kcal	kJ	Fett in gr
Schupfnudeln, 1 Beutel	Pfanni	565	2385	6
Semmel-Knödel	Maggi	119	504	1,3
Semmelknödel	Pfanni	258	1090	7
Spaghetti Bluepack, 52cm, roh	Buitoni	362	1535	1,7
Spaghetti, eifrei, roh		362	1513	1,2
Spaghetti, roh	Buitoni	362	1535	1,7
Spaghettini, Express, roh	Buitoni	362	1535	1,7
Spaghettini, roh	Buitoni	362	1535	1,7
Speck-Knödel	Pfanni	227	960	12
Tortigloni, roh	Buitoni	362	1535	1,7
Tortigloncini, Express, roh	Buitoni	362	1535	1,7
Vollkornnudeln, roh		343	1435	3
Hülsenfrüchte				*je 100 g*
Alfalfa-Luzerne, Sprossen, frische		31	128	0,7
Bohnen, weiß		262	1098	1,6
Bohnensprossen, frische		34	140	0,7
Erbsen		269	1127	1,4
Kichererbsen		275	1152	3,4
Sprossen, frische		144	600	0,7
Limabohne		268	1124	1,4
Linsen		315	1316	1,4
Saubohne		309	1294	2
Sojabohnen		323	1351	18,1
Sojakäse (Tofu)		85	356	5
Sojamehl, vollfett		347	1452	20,6
Sojasprossen		49	206	1,2
Sojafleisch, trocken i.D.		249	1043	2,2
Sojawurst i.D.		313	1311	27,3
Samen und Nüsse				*je 100g*
Cashewnuß		569	2380	42
Erdnuß		570	2385	48,1

Lebensmittel	Hersteller	kcal	kJ	Fett in gr
geröstet		588	2459	49,4
Erdnußbutter		630	2636	50
Erdnußflocken		520	2176	28
Haselnuß		647	2705	61
Kastanie, Marone		196	818	1,9
Kokosnuß, reif		363	1520	36,5
Kokosmilch		9	36	0,2
Kokosraspeln		606	2536	62
Leinsamen, ungeschält		398	1666	30,9
Mandeln		577	2413	54
Mohnsamen		466	1949	41
Macadamianuß		687	2874	73
Paranuß		673	2818	67
Pekannuß		730	2941	72
Pinienkerne		674	2820	60
Sesam-Samen		562	2350	50
Sonnenblumenkerne, geschält		580	2428	49
Walnuß		666	2788	62

11. Gemüse

Gemüse und Gemüseprodukte		je 100 g eßbarer Anteil		
Apfel-Rotkohl, tiefgekühlt	Iglo	66	278	1,7
Artischocke, roh		22	91	0,1
Aubergine, roh		17	72	0,2
Balkangemüse, tiefgekühlt	Iglo	85	360	0,9
Bambussprossen		17	72	0,3
Blattsellerie, roh		23	98	0,2
Staudensellerie, roh		15	64	0,2
Blattspinat, tiefgekühlt	Iglo	16	68	0

Lebensmittel	Hersteller	kcal	kJ	Fett in gr
Blumenkohl, roh		22	92	0,3
gekocht		18	76	0,2
tiefgekühlt, gekocht		17	73	0,2
tiefgefroren		22	93	0,2
Bohnen, grün, roh		32	136	0,2
gekocht		27	112	0,3
getrocknet		290	1215	1,4
in Dosen		22	92	0,1
Brennessel		12	50	*
Broccoli, roh		26	108	0,2
gekocht		22	92	0,2
tiefgekühlt	Iglo	32	136	0
Brunnenkresse, roh		18	77	0,3
Buntes Rahmgemüse, tiefgekühlt	Iglo	139	579	10
Butter-Leipziger Allerlei, tiefgekühlt	Iglo	115	480	7,2
Buttergemüse, tiefgekühlt	Iglo	106	443	5,9
Chicorée, roh		16	68	0,2
Chinakohl, roh		12	52	0,3
Eisbergsalat		13	54	0,3
Endivien, roh		10	43	0,2
Erbsen und Karotten, tiefgekühlt	Iglo	60	255	0,4
Erbsen, grün, roh		70	293	0,5
gekocht, abgetropft		68	283	0,5
in Dosen		56	233	0,4
Farmers Gemüse, tiefgekühlt	Iglo	36	153	8,4
Feldsalat		14	57	0,4
Fenchel, roh		24	98	0,3
Frühlingszwiebeln		23	98	0,5
Gartenkresse, roh		33	138	0,7

Lebensmittel	Hersteller	kcal	kJ	Fett in gr
Grüner Pfeffer, roh		16	67	0,4
gekocht		14	60	0,4
Grünkohl (Braunkohl), roh		37	153	0,9
Gurken, roh		12	51	0,2
Salz-Dill-Gurken		25	104	0,2
Ingwer		61	256	0,8
Junge Brechbohnen, tiefgekühlt	Iglo	28	119	0,1
Junge Erbsen, tiefgekühlt	Iglo	72	306	0
Junger Spinat, tiefgekühlt	Iglo	16	68	0,3
Knoblauch, roh		139	581	0,1
Knollensellerie, roh		18	77	0,3
gekocht		20	82	0,3
Kohlrabi, roh		24	102	0,1
Kohlrübe, roh (Steckrübe)		35	146	0,2
Kopfsalat, roh		12	49	0,2
Kürbis, roh		26	107	0,1
Löwenzahnblätter, roh		52	218	0,6
Mangold, roh		14	58	0,3
Merrettich, roh		63	263	0,3
Möhren (Karotten), roh		28	117	0,2
gekocht		18	77	0,2
getrocknet		194	811	1,5
in Dosen		20	84	0,3
Saft		22	92	+
Paprikafrüchte, roh		20	84	0,3
gedünstet		19	80	0,3
Pastinake, roh		22	92	0,4
Petersilienblatt, roh		50	211	0,4
Petersilienwurzel, roh		40	168	0,5
Porree (Lauch), roh		25	104	0,3
Portulak, roh		26	108	0,3

Lebensmittel	Hersteller	kcal	kJ	Fett in gr
Prinzeßbohnen, tiefgekühlt	Iglo	28	119	0,1
Radicchio		13	54	0,2
Radieschen, roh		14	57	0,1
Rahm-Blattspinat, tiefgekühlt	Iglo	57	237	4
Rahm-Blumenkohl, tiefgekühlt	Iglo	99	412	6,5
Rahm-Broccoli, tiefgekühlt	Iglo	117	486	8,3
Rahm-Farmers-Gemüse, tiefgekühlt	Iglo	116	483	8,4
Rahm-Kohlrabi, tiefgekühlt	Iglo	95	395	7
Rahm-Porree, tiefgekühlt	Iglo	64	267	4
Rahm-Rosenkohl, tiefgekühlt	Iglo	128	534	8,2
Rahm-Wirsing, tiefgekühlt	Iglo	76	318	3,9
Rahmspinat, portionierbar, tiefgekühlt	Iglo	63	264	3,4
Rahmspinat, tiefgekühlt	Iglo	59	247	3,4
Rettich, roh		14	57	0,2
Rhabarber, roh		13	55	0,1
gekocht, ungesüßt		11	45	0,1
Rosenkohl, roh		36	149	0,3
gekocht		31	128	0,5
tiefgekühlt	Iglo	36	153	0,4
Rote Rübe (Bete), roh		41	172	0,1
gekocht		25	106	0,1
Saft		36	152	+
Rotkohl, roh		21	86	0,2
Sauerampfer, roh		21	87	0,4
Sauerkraut, abgetropft, roh		17	70	0,3
Schnittlauch, roh		27	113	0,7
Schwarzwurzel, roh		16	67	0,4
gekocht		17	70	0,4
Senf		102	425	6,3

Lebensmittel	Hersteller	kcal	kJ	Fett in gr
Spargel, roh		18	75	0,1
gekocht		13	52	0,1
in Dosen		13	52	0,1
Spinat, roh		15	64	0,3
gekocht		14	59	0,3
Saft		9	36	0,1
tiefgefroren		14	59	0,3
Suppengemüse mit würziger Gemüsebrühe, tiefgekühlt	Iglo	52	215	3,8
Suppengemüse, tiefgekühlt	Iglo	24	102	0
Süßkartoffel (Patate), roh		108	453	0,6
Tomaten, roh		17	73	0,2
in Dosen		19	78	0,2
Mark, gesalzen		39	162	0,5
Saft		17	72	0,1
Topinambur, roh		30	127	0,4
Vivaktiv ACE Auswahl Ernte, tiefgekühlt	Iglo	65	268	4,9
Vivaktiv ACE Auswahl Garten, tiefgekühlt	Iglo	68	282	4,5
Vivaktiv Ballststoff-Auswahl, tiefgekühlt	Iglo	149	621	9,3
Wegerich, roh		119	498	0,2
gekocht		129	541	0,1
Weiße Rübe, roh		25	104	0,2
Weißkohl, roh		24	102	0,2
getrocknet (ungeschwefelt)		219	917	1,5
Wirsing, roh		25	105	0,4
gekocht		25	104	0,4
Würzspinat, tiefgekühlt	Iglo	82	341	6,2
Zucchini		19	79	0,4

Lebensmittel	Hersteller	kcal	kJ	Fett in gr
Zuckermais, roh		86	361	1,2
gedämpft		54	224	1,2
in Dosen		110	461	1,5
Zwiebel, roh		28	118	0,3
getrocknet		198	828	0,9

12. Obst und Obstprodukte

Obst und Obstprodukte	je 100 g/100 ml eßbarer Anteil		
Acerola, roh	16	66	0,2
Konzentrat, fest	261	1093	1,2
Saft	22	92	0,3
Ananas, roh	55	231	0,2
in Dosen	86	361	0,2
Saft	53	220	0,1
Apfel, ungeschält, roh	54	225	0,6
Gelee	242	1013	*
getrocknet (geschwefelt)	255	1067	1,6
Mus	79	328	0,1
Saft	57	208	+
Apfelsine, roh	42	177	0,2
Saft, frisch gepreßt	46	192	0,2
Saft-Konzentrat	212	885	1,5
Saft, ungesüßt	44	185	0,2
Aprikosen, roh	43	180	0,1
getrocknet	240	1003	0,5
in Dosen	71	298	0,1
Nektar, ca. 40 % Fruchtanteil	60	250	0,1
Avocado, roh	221	923	23,5
Banane, roh	94	392	0,2
getrocknet	326	1362	0,8

Lebensmittel	Hersteller	kcal	kJ	Fett in gr
Birne, roh		55	231	0,3
getrocknet		213	890	1,8
in Dosen		76	319	0,2
Nektar, 40 % Fruchtanteil		55	228	0,2
Brombeere, roh		44	183	1
Konfitüre		259	1084	0,4
Saft		38	158	0,6
Cherimoya (Anone)		63	264	0,3
Dattel, getrocknet		277	1160	0,5
Ebereschenfrucht, süß		85	356	*
Erdbeere, roh		32	134	0,4
in Dosen		77	320	0,2
tiefgefroren		33	137	0,4
Feige, roh		60	253	0,4
kandiert		296	1238	0,2
getrocknet		247	1032	1,3
Granatapfelsaft, roh, frisch		69	290	*
Grapefruit, roh		45	187	0,2
Saft		36	152	0,1
Saft in Dosen, ungesüßt		47	197	0,1
Saft in Dosen, gesüßt		58	241	0,1
Guavas in Dosen, mit Sirup		65	273	*
Hagebutten, roh		89	370	*
Fleisch und Schale		89	373	0,7
Konfitüre		252	1056	*
Heidelbeeren, roh		37	154	0,6
in Dosen, ungesüßt		24	98	0,4
in Dosen, gesüßt		81	337	0,5
Konfitüre		257	1077	+
Kulturheidelbeeren		83	349	0,5
tiefgefroren, ungesüßt		83	349	0,5
Himbeeren, roh		33	140	0,3

Lebensmittel	Hersteller	kcal	kJ	Fett in gr
Gelee		242	1011	+
in Dosen, gesüßt		86	361	0,3
in Dosen, ungesüßt		26	108	0,1
Saft, frisch gepreßt		28	118	0
Sirup		263	1101	0
Holunderbeeren, schwarz, roh		54	228	1,7
Saft		38	160	*
Honigmelone, roh -				
Fruchtfleisch		54	228	0,1
Johannisbeere, rot		33	138	0,2
schwarz		39	164	0,2
weiß		30	127	+
Gelee, rot		247	1033	+
Nektar, rot		61	224	+
Nektar, schwarz		64	236	+
Kaki		72	301	0,3
Kaktusfeigen		38	159	0,7
Kirschen, süß, roh		63	262	0,3
sauer, roh		53	222	0,5
im Glas		83	347	0,2
Kiwi		50	209	0,6
Korinthen, schw. u. rot,				
getrocknet		259	1084	*
Litschi		75	315	0,3
Loganbeere, roh, ganze Frucht		20	82	+
in Dosen		107	449	*
Mandarinen, roh		46	192	0,3
Saft		46	193	0,3
Saft, ungesüßte Handelsware		44	185	0,2
Mango, roh		59	245	0,5
in Dosen		82	345	*
Maulbeere, roh, ganze Frucht		38	157	*

Lebensmittel	Hersteller	kcal	kJ	Fett in gr
Melone, grün, rund, roh		25	105	*
Mirabellen, roh		67	282	0,2
Mispel, roh - Fruchtfleisch		44	186	*
Moosbeeren, roh		35	147	0,7
Nektarine, roh, ohne Stein		53	223	*
Olive, grün, mariniert		133	554	13,3
schwarz, griech. Art		351	1467	35,8
Papaya		13	55	0,1
Passionsfrucht, roh, o. Schale		63	263	0,4
Pfirsich, roh		43	180	0,1
getrocknet		244	1020	0,6
in Dosen		69	289	0,1
Pflaumen, roh		49	205	0,2
getrocknet		222	927	0,6
in Dosen		75	315	0,1
Preiselbeeren, roh		35	145	0,5
in Dosen, gesüßt		182	763	0,3
in Dosen, ungesüßt		34	143	0,6
Quitten, roh		38	159	0,5
Reineclaude, roh		56	236	+
Sanddornbeeren, roh		89	371	7,1
Saft		40	167	2,3
Stachelbeeren, roh		37	156	0,2
in Dosen, heavy sirup		90	377	0,1
Sultaninen, getr., ganze Frucht		266	1113	*
Wassermelone		37	156	0,2
Weintrauben, roh		68	282	0,3
getrocknet (Rosinen)		276	1156	0,5
Saft		68	286	+
Zitrone, roh, geschält		36	149	0,6
Saft		27	111	0,1

13. Getränke

Alkoholfreie Getränke			*je 100 ml*	
Clic (Grapefruit, Orange, Zitrone) 200 ml, Erfrischungsgetränk - zubereitet mit Wasser	Nestle	80	335	+
Cola		57	237	*
Fruchsaftgetränk aus Beerenobst		51	213	0
aus Kernobst		55	232	0
aus Steinobst		46	194	0
aus Trauben		62	258	0
aus Zitrusfrüchten		47	198	0
Kalorienarme Erfrischungsgetränke			*je 100 ml*	
Kokosmilch		24	102	0
Limonaden		49	206	*
Orangensaft, 100 % Fruchtsaft	McDonald's	41	174	0,1
Orangensaft, ca. 30 % Saftgehalt		12	50	+
Orangensaft, ca. 8 % Saftgehalt		9	38	+
Zitronenbrause, ca. 5 % Saftgehalt		7	29	+
Eistee			*je 100 ml trinkfertiges Produkt*	
Citrone, 0,2 l	Nestea	65	275	+
Ice Tea Manberry	Lipton	31	132	0
Ice Tea Melapple	Lipton	32	138	0
Ice Tea Orange	Lipton	32	134	0
Ice Tea Pfirsich	Lipton	31	132	0
Ice Tea Pinapear	Lipton	31	133	0
Ice Tea Zitrone	Lipton	29	122	0
Ice Tea Zitrone, Orange	Lipton	30	130	0

Lebensmittel	Hersteller	kcal	kJ	Fett in gr
Instant-Tee	Nestea	0	0	0
Liptonice	Lipton	37	156	0
Liptonice light	Lipton	2	9	0
Liptonice Sports +	Lipton	22	93	0
Schwarztee-Getränk mit Citrone, 1 Pck. 0,33 l	Nestea	130	550	0
Tropic, 0,2 l	Nestea	65	280	+
Kaffee und Kaffee-Ersatz				*pro Tasse/Glas*
Bio Malzkaffee	Kathreiner - Kneipp	6	25	0
Bio Malzkaffee, löslich	Kneipp	7	29	0
Cafe au lait	Nescafé	55	235	3
Cappuccino, cremig-zart	Nescafé	50	210	1
Cappuccino, Amaretto	Nescafé	50	205	1
Cappuccino, ungesüßt mit Milchzucker	Nescafé	50	205	2,5
Cappucchino, Vanille	Nescafé	55	225	1
Chocafé (mit Milch zubereitet)	Nescafé	145	610	6
frappé Eiskaffee, 0,2 l	Nescafé	185	790	7
frappé PinaColada, 0,2 l	Nescafé	185	790	7
Instant-Kaffee (Classic, Gold, Unser Bester, Rustica, Espresso, Qualitäts-Mocca)	Nescafé	0	0	0
Kaffee	Bonjour	8	34	0
Kaffee mit Milch und Zucker		18	74	0
Kaffee-Ersatz-Mischung	Linde's	4	17	0
Landkaffee extra	Caro	5	23	0
Landkaffee, mit entrahmter Milch, 0,15 l	Caro	55	225	2,5
Wiener Melange	Nescafé	70	300	2

Lebensmittel	Hersteller	kcal	kJ	Fett in gr
Kakao				*je 100 g*
Kakao "blau" schwach entölt	Bensdorp	422	1790	20
Kakao			*zubereitet mit Milch*	
Chococino, 150 ml, mit Wasser zubereitet	Nestlé	95	400	3
Feinste Heiße Schokolade, 50 ml	Nestlé	140	590	6
Instant-Kakao m. Milch, 150 ml	Nesquick	155	645	6
Instant-Kakao trinkfertig, 0,33 l	Nesquick	270	1135	6
Instant-Kakao zuckerreduziert, 150 ml	Nesquick	150	640	6
Ovomaltine		381	1597	4
Schoko-Sirup, 15g (ca. 4-5 Kaffeelöffel)	Nesquick	40	170	+
Shakes				*je 100 ml*
Bananen-, Erdbeer-, Vanillegeschmack	Nestlé	120	510	0,6
Bärenshake Plus 0,2 l, Schoko	Nestlé	130	545	1
Milchshake mit Erdbeergeschmack	McDonald's	121	510	3,2
Milchshake mit Schokoladengeschmack	McDonald´s	126	534	19,9
Milchshake mit Vanillegeschmack	McDonald´s	122	513	3,2
Alkoholische Getränke				*je 100 ml*
Alkoholfr. Schankbier (04%-06%)		28	119	0
Altbier (5%)		43	180	0
Apfelwein (5%)		45	189	*
Bockbier, hell, untergärig (7%)		62	259	0

Lebensmittel	Hersteller	kcal	kJ	Fett in gr
Branntwein (32%)		117	743	*
(38%)		210	882	*
Dessertweine (16%-18%)		160	672	*
Diät-Vollbier (5%)		33	140	0
Doppelbockbier, dunkel (8%)		69	289	0
Exportbier, hell (5%)		47	195	0
Fruchtwein (8%-10%)		74	311	*
Kölschbier (5%)		42	176	0
Lagerbier (Vollbier), hell (5%)		43	178	0
Leichtbier, untergärig (2,5%-3%)		27	113	0
Liköre (30%)		166	697	*
Malzbier, Malztrunk (04%-0,6%)		48	199	0
Obstbranntwein (40%-45%)		248	987	*
Pilsener Lagerbier (5%)		43	179	0
Qualitätswein, weiß (10%-12%)		70	294	*
rot (10°-12°)		74	311	*
Sekt (11%-12%)		83	349	*
Tafelwein, weiß (9%-10%)		65	273	*
Weinbrand (38%)		240	1003	*
Weizenvollbier, hefefrei (5%)		46	190	0
Weizenvollbier, hefehaltig (5%)		46	190	0
Whisky (43%)		238	1000	*

14. Süßigkeiten, Desserts, Eis

Lebensmittel	Hersteller	kcal	kJ	Fett in gr
Süßmittel		*je 100 g/100 ml*		
Bienenhonig i.D.		325	1361	0
Vanillinzucker		405	1697	0
Zucker		400	1680	0
Zuckerguß		338	1414	0
Cremespeisen (ohne Kochen)		*je 100 g/100 ml*		
Fruchtcreme, Trockenprodukt		322	1352	+
verzehrfertig		109	458	3
Schokoladencreme, Trockenprodukt		456	1915	16,5
verzehrfertig		144	605	6
Vanillecreme, Trockenprodukt		401	1684	13
verzehrfertig		139	584	5,5
Pudding und Saucen		*je 100 g/100 ml*		
Dessert-Sauce Schokolade zubereitet mit Milch (3,5 %)	Majala	1150	4830	43
Dessert-Sauce Vanillegeschmack zubereitet mit Milch (3,5 %)	Majala	1050	4420	37
Fruchtsuppen z.B. Erdbeer, Himbeer, Mango	Knorr	673	2826	1
Gelee-Dessert (Wackelpeter) in Himbeer, Kirsch, Waldmeister	Knorr	63	265	0
Götterspeise, Gelee, Trockenprodukt		313	1310	0
verzehrfertig m. Wasser		60	251	0
Milchreis Dessert	Majala	110	460	1
Milchreis mit Zucker und Zimt		99	416	4
mit Zucker/Honig geröstet		383	1605	2
Mousse au chocolat	Majala	220	915	16
Mousse Dessert Cappuccino	Majala	65	270	3

Lebensmittel	Hersteller	kcal	kJ	Fett in gr
Mousse Dessert Stracciatella	Majala	65	270	3
Rote Grütze	Majala	120	500	>1
Rote Grütze, verzehrfertig mit				
Wasser		85	351	0
Trockenprodukt		332	1389	0
Schokoladensauce		98	411	4
Schokoladenschaum				
(Mousse au chocolat)		270	1130	15
Schokopudding,				
Trockenprodukt		320	1344	2,5
verzehrfertig mit Milch		127	533	3,5
Schokopudding,				
verzehrfertig mit Milch		127	533	3,5
Vanille-, Mandel-, Sahne				
pudding, Tr.-Pr.		346	1453	0
verzehrfertig mit Milch		105	441	3,3
Vanille-Soße, Trockenprodukt		338	1420	*
verzehrfertig mit Milch		97	407	3,4
Weincreme		139	580	7
Weinschaumcreme		108	454	5
Zitronencreme		191	799	10
Zitronensorbet		141	589	0
Süßigkeiten und Konfitüren			*je 100 g/ml*	
Aprikosenkonfitüre		272	1137	0
Birnenkraut, gesüßt		225	942	1
Bonbons, Hartkaramellen		388	1623	*
Boysenbeerkonfitüre		269	1125	0
Brombeerkonfitüre		267	1118	0
Brotaufstrich auf Nußbasis		514	2151	31
Eiskonfekt		522	2184	31
Energieriegel mit				
Haselnußcreme		461	1932	28

Lebensmittel	Hersteller	kcal	kJ	Fett in gr
Erdbeerkonfitüre		268	1121	0
Geleefrüchte		329	1378	0
Gummibärchen, 100 g		328	1377	*
1 Stück zu 1,6 g		5	22	*
Heidelbeerkonfitüre		271	1136	0
Himbeerkonfitüre		268	1124	0
Johannisbeerkonfitüre, rot		272	1138	0
Johannisbeerkonfitüre, schwarz		277	1160	0
Kakaopulver, fettarm		272	1142	12
Karamelbonbons		391	1635	0
Kaugummi, 1 Stück zu 3,3 g		10	42	0
Krokant		451	1890	12
Lakritze		375	1571	1
Marshmallows		333	1394	0
Marzipan		459	1920	18
Milchkaramellen		393	1651	5
Mirabellenkonfitüre		280	1171	0
Müsliriegel		375	1569	19
Nougat		511	2141	33
Nußnougatcreme		417	1746	9
Orangeat		309	1294	0
Orangenmarmelade		273	1144	0
Pfirsichkonfitüre		271	1134	0
Pralinen		405	1695	6
Sauerkirschkonfitüre		277	1160	0
Schokolade, halbbitter		507	2122	30
Schokoladenglasur		405	1696	24
Stachelbeerkonfitüre		272	1139	0
Süßkirschkonfitüre		279	1169	0
Toffees		449	1881	17

Lebensmittel	Hersteller	kcal	kJ	Fett in gr
Vollmilchschokolade		526	2200	30
gefüllt mit Joghurt		351	1468	7
mit Haselnüssen (20 %)		556	2335	36,5
mit Trauben-Nuß		436	1825	13
Weinbrandbohnen		387	1620	6
Zitronat		292	1224	0
Eis, Haushalts- und Familienpackungen				*je 100 ml*
Carte d'Or Erdbeere	Langnese	109	459	5
Carte d'Or Joghurt Waldfrucht	Langnese	106	448	5
Carte d'Or Kirsche	Langnese	122	519	5
Carte d'Or Pfirsich-Aprikose	Langnese	103	436	5
Carte d'Or Schokolade	Langnese	110	468	6
Carte d'Or Vanille	Langnese	100	422	5
Carte d'Or Walnuß	Langnese	125	530	8
Chocolate Chips	Mövenpick	253	1057	13
Crème Himbeer	Mövenpick	178	744	6
Double Chocolate	Manhattan	215	899	11
Eis mit Sahne		136	568	9
Eiscreme		160	680	10
Erdbeereis		108	453	2
French Vanilla	Manhattan	203	848	11
Fruchteis		80	336	+
Gino Ginelli Chocolata Caramel	Langnese	90	383	4
Gino Ginelli Fürst-Pückler-Art	Langnese	95	402	4
Gino Ginelli Stracciatella	Langnese	114	483	6
Gino Ginelli Vanilla Classica	Langnese	102	433	6
Gino Ginelli Vanilla Erdbeere	Langnese	105	446	5
Königsrolle	Langnese	106	450	5
Maple Walnuts	Mövenpick	282	1178	18
Milchspeiseeis		127	531	3

Lebensmittel	Hersteller	kcal	kJ	Fett in gr
Rahm-, Sahneeis		220	925	17
Ranieri I Cestelli Sahne/Haselnuß-Schokolade	Langnese	180	764	11
Ranieri I Cestelli Sahne/Schokolade	Langnese	172	729	10
Ranieri I Cestelli Sahne/Tiramisu	Langnese	159	675	8
Ranieri I Cestelli Sahne/Waldfrucht	Langnese	1171	4965	62
Ranieri I Cestelli Schokolade/Vanille	Langnese	165	1049	9
Ranieri I Cestelli Torrone/Vanille	Langnese	151	639	7
Ranieri I Cestelli Vanille/Kaffee	Langnese	159	676	8
Royal Advokat	Langnese	112	476	5
Royal Birne Helene	Langnese	118	499	5
Royal Cognac-Praline	Langnese	121	513	6
Royal Eistörtchen Erdbeer-Vanille (Stück)	Langnese	174	732	8
Royal Eistörtchen Toffee-Vanille (Stück)	Langnese	192	806	10
Royal Jamaica	Langnese	126	536	6
Royal Karamel	Langnese	110	465	5
Royal Schokolade mit Haselnußgebäck	Langnese	171	716	11
Royal Schwarzwald	Langnese	108	456	5
Royal Walnuß-Trüffel	Langnese	123	516	6
Schlemmer Bombe, Fürst-Pückler-Art	Schöller	190	794	10
Schlemmer Bombe, Himbeer	Schöller	197	823	9

Lebensmittel	Hersteller	kcal	kJ	Fett in gr
Schlemmer Bombe, Nougat	Schöller	242	1011	14
Softeis		115	483	3
Solero Exotik-Dessert	Langnese	105	441	4
Solero Waldfrucht-Dessert	Langnese	99	416	4
Sundae Eis mit Erdbeersauce	McDonald`s	150	634	2,6
Sundae Eis mit Karamelsauce	McDonald`s	184	777	3,8
Sundae Eis mit Schokosauce	McDonald`s	186	783	5,6
Vanilleeis		177	741	9
Viennetta Apfel-Zimt	Langnese	150	636	10
Viennetta Cappuccino	Langnese	141	599	9
Viennetta Orange Chocolate	Langnese	151	636	10
Viennetta Schokolade	Langnese	146	617	10
Viennetta Vanille	Langnese	141	596	9
Viennetta Waldbeere	Langnese	148	627	9
Viennetta Zitrone	Langnese	137	581	9
Eis aus der Hand				*pro Stück*
Blizz Cola	Langnese	87	367	0
Blizz Pink Grapefruit	Langnese	89	377	0,1
Blizz Power	Langnese	99	421	0
Blizz RedMiss	Langnese	99	424	0,1
Calippo Limette	Langnese	99	417	0,1
Calippo Orange	Langnese	96	407	0,2
Capri	Langnese	53	226	0,1
Colori	Langnese	26	108	0
Cornetto Bottermelk-Zitrone	Langnese	186	791	7
Cornetto Erdbeer	Langnese	187	791	7
Cornetto Haselnuß	Langnese	254	1072	15
Cornetto Schokolade	Langnese	252	1067	14
Cuja Mara Split	Langnese	98	414	3
Domino	Langnese	134	569	8
Ed von Schleck	Langnese	115	489	5
Familie Feuerstein Frutti	Langnese	78	328	6

Lebensmittel	Hersteller	kcal	kJ	Fett in gr
Happen	Langnese	92	389	4
I Cestelli Sahne/Waldfrucht	Langnese	236	1002	11
I Cestelli Schokolade/Vanille	Langnese	259	1100	11
Kickoff	Langnese	121	509	6
Langnese Konfekt (Packung)	Langnese	394	1670	30
Magnum Classic	Langnese	293	1244	20
Magnum Mandel	Langnese	323	1368	23
Magnum Nougat	Langnese	308	1308	21
Magnum Orange Chocolate	Langnese	293	1232	20
Magnum Weiß	Langnese	290	1228	19
Max Choc Stick Erdbeer	Langnese	109	463	7
Max Choc Stick Vanille	Langnese	112	475	7
Max Chocoletto	Langnese	80	340	6
Max Frutti Stick Erdbeer	Langnese	37	157	0
Max Knax-Erdbeer	Langnese	58	245	2
Max Knax-Pfirsich	Langnese	57	239	2
Max Knax-Vanille	Langnese	63	266	3
Max Mini Hörnchen Erdbeer/Vanille	Langnese	139	582	8
Max Mini Hörnchen Schoko/Vanille	Langnese	140	586	8
Max Mini Stick - Erdbeer	Langnese	34	143	1
Max Mini Stick - Vanille	Langnese	33	140	1
Max Sandwich	Langnese	95	402	5
Max Splitti	Langnese	60	249	2
Max Twinni	Langnese	95	404	3
Mister Long	Langnese	78	334	0,1
Mister Long Choc	Langnese	252	1067	18
Nogger - Der Riegel	Langnese	221	934	15
Nogger Choc	Langnese	286	1209	22
Nogger Original	Langnese	233	989	17
Ranieri Erdbeer/Zitrone-Sahne	Langnese	300	1271	13

Lebensmittel	Hersteller	kcal	kJ	Fett in gr
Ranieri Schokolade/Vanille	Langnese	326	1379	16
Ranieri Vanille/Walnuß	Langnese	340	1437	18
Schneebälle	Langnese	113	475	2
Solero Citrus	Langnese	134	563	5
Solero Exotik	Langnese	146	617	6
Solero Waldfrucht	Langnese	130	589	6
Tricky Licky	Langnese	41	174	0,1
Winner Taco	Langnese	310	1291	20
Wintereis-Schneelino	Langnese	83	350	4
Wintereis-Zimteisstern	Langnese	58	242	3
Winterherz Haselnuß	Langnese	219	927	14
Winterherzen	Langnese	45	132	3
Zimteissterne	Langnese	135	573	9

15. Fertiggerichte, Konserven und Tiefkühlkost

Fertiggerichte Tiefkühlkost				je 100 g
Baguettes Bolognese	Iglo	215	905	9
Baguettes Champignons	Iglo	225	945	7
Baguettes Knoblauch-Kräuter	Iglo	353	1479	17
Baguettes Mexicaine	Iglo	348	1459	16
Baguettes Salami	Iglo	242	1019	9
Baguettes Tomate-Käse	Iglo	225	945	9
Bami Goreng	Bofrost	129	539	5
Boeuf Stroganoff	Iglo	92	386	3,9
Bratkartoffel-Gemüse-Pfanne	Iglo	89	372	5
Broccoli Crèmesuppe	Iglo	86	358	6
Cannelloni con Carne	Bofrost	183	765	11
Champignon-Plätzli	Iglo	169	712	7
Cheeseburger	Iglo	301	1263	10
Ciabattino Carbonara	Iglo	248	1040	10,6
Ciabattino Classica	Iglo	250	1050	10,1

Lebensmittel	Hersteller	kcal	kJ	Fett in gr
Ciabattino Rusticale	Iglo	250	1050	10
Classicburger	Iglo	224	939	11
Feine Filets Kabeljau	Iglo	76	321	0,5
Feine Filets Schollen	Iglo	77	326	1
Feine Filets Seelachs	Iglo	81	343	1
Feine Scholle "Sylter Art"	Iglo	200	850	10
Filet in Sauce Kräuter	Iglo	96	402	4
Filet in Sauce Petersilie	Iglo	86	363	2
Fisch-Frikadellen	Iglo	145	605	5
Fisch-Grillets Italienische Kräuter	Iglo	141	586	8
Fisch-Grillets Traditionell	Iglo	119	498	6
Fisch-Nuggets	Iglo	260	1085	7
Fisch-Pfanne Französisch	Iglo	70	295	2
Fisch-Pfanne Helgoland	Iglo	70	295	2
Fischstäbchen	Iglo	182	770	7
Fischsticks im Backteig	Iglo	218	909	14
Frühlingsrollen	Bofrost	166	694	6
Geflügel Dippers im Backteig	Iglo	221	920	14
Geflügel Dippers mit Käse	Iglo	252	1056	15
Geflügel Steaklets	Iglo	162	678	8,6
Geflügel Sticks	Iglo	217	911	10
Geflügelburger	Iglo	271	1138	11
Gemüse plus Naturreis + Cashewkerne	Iglo	112	471	3,9
Gemüse plus Patna-Wildreis	Iglo	80	340	0,2
Gemüse-Auflauf	Iglo	88	369	4
Gemüse-Burger	Iglo	167	701	8
Gemüse-Stäbchen	Iglo	174	729	7
Gemüseeintopf "Gärtnerin Art"	Iglo	41	173	1
Geschmortes Rindfleisch m. Makkaroni	Iglo	100	420	4

Lebensmittel	Hersteller	kcal	kJ	Fett in gr
Goldback-Filets	Iglo	185	780	8
Grünkohl	Iglo	33	140	0,5
Grünkohlpfanne	Bofrost	158	661	10
Hirschbraten in Rahmsoße	Bofrost	118	493	6
Hühner-Frikassee	Iglo	105	437	4,8
Jägerklößchen	Iglo	146	606	10
Kartoffel-Auflauf "Schweizer Art"	Iglo	123	514	6,8
Käse-Schinken-Plätzli	Iglo	187	786	7
Knusper Burger	Iglo	260	1090	16
Königsberger Klopse	Iglo	148	618	10
Lachs-Lasagne	Iglo	170	710	10
Lustiger Bauernhof	Iglo	267	1116	15
Makkaroni-Auflauf	Iglo	145	590	5,3
Nasi-Goreng	Bofrost	155	648	7
Nudelpfanne	Iglo	106	445	2,7
Paella	Iglo	78	329	2
Pfannengemüse "Bauern Art"	Iglo	114	477	5,3
Pfannengemüse "Chinesisch"	Iglo	102	426	6
Pfannengemüse "Französisch"	Iglo	101	423	5
Pfannengemüse "Italienisch"	Iglo	61	256	3,3
Pizza Al Forno 4 Käse	Iglo	263	1104	11
Pizza Al Forno Diabolo	Iglo	204	855	8,2
Pizza Al Forno Salami	Iglo	255	1070	11
Pizza Al Forno Schinken	Iglo	226	952	6,9
Pizza Al Forno Tomate-Mozzarella-Basilikum	Iglo	161	678	4
Pizza Crossa Blattspinat-Champignon	Iglo	197	826	9
Pizza Crossa Bolognese	Iglo	248	1039	12
Pizza Crossa Classica	Iglo	241	1008	13
Pizza Crossa Salami	Iglo	263	1099	15

Lebensmittel	Hersteller	kcal	kJ	Fett in gr
Pizza Crossa Schinken	Iglo	261	1093	13
Pizza Quattro Stagioni	Bofrost	122	928	10
Rahmgeschnetzeltes	Iglo	122	510	7,3
Ratatouille	Bofrost	130	544	10
Reis-Gemüse-Pfanne	Iglo	83	353	0,4
Sahne-Champignons im Blätterteig	Iglo	268	1115	18
Schlemmer-Baguettes Vollkorn Blattspinat-Feta	Iglo	227	953	10
Schlemmer-Baguettes Hawaii	Iglo	227	956	7
Schlemmer-Baguettes Provence	Iglo	286	1198	14
Schlemmer-Filet à la Bordelaise	Iglo	170	710	10
Schlemmer-Filet Blattspinat	Iglo	140	585	8
Schlemmer-Filet Broccoli	Iglo	110	462	6
Schlemmer-Filet Champignon	Iglo	171	713	11
Schlemmer-Filet Gemüsegarten	Iglo	108	454	4
Schlemmer-Filet Italiano	Iglo	125	520	8
Schlemmer-Pfanne Helgoland	Iglo	112	466	8
Schlemmer-Pfanne Normandie	Iglo	89	372	5
Schlemmer-Pfanne Toscana	Iglo	86	358	6
Seemanns-Schmaus	Iglo	380	1160	17
Spinat im Blätterteig	Iglo	270	1123	19
Spinat-Medaillons	Iglo	203	849	6,2
Steaklets	Iglo	223	944	16
Steaklets-Pfanne	Iglo	139	582	7
Tomate-Mozzarella-Plätzli	Iglo	208	874	8
Tomaten-Nudeln	Iglo	86	363	2
		Werte pro Portion (à 250 g)		
Bami Goreng	Maggi	188	790	1,3

Lebensmittel	Hersteller	kcal	kJ	Fett in gr
Broccoli-Gratin mit Mandelsplittern	Maggi	243	1008	14,3
Bunte Hähnchenpfanne	Maggi	160	675	5
Chili con Carne	Maggi	245	1030	5
Gemüse-Gratin "Gärtnerin Art"	Maggi	200	835	12,3
Herzhafte Kartoffelpfanne	Maggi	310	1298	17,5
Kartoffel-Lauch-Gratin	Maggi	290	1213	16,3
Maccharoni "Napoli"	Maggi	298	1250	7,3
Nasi Goreng	Maggi	230	973	4
Nudel-Gratin mit Schinken und Erbsen	Maggi	373	1570	13,3
Paella	Maggi	240	1015	5,5
Penne "alla Carbonara"	Maggi	413	1740	13,3
Penne "Bolognese"	Maggi	255	1080	5,8
Spätzle-Champignon-Pfanne	Maggi	285	1203	9,5
Tortellini "Verdi" in Käse-Broccoli-Sauce	Maggi	335	1408	11,3
Zucchini-Gratin in Tomaten-Käse-Sauce	Maggi	283	1178	18,3
Naßkonserven	*je 100 g/andere Angaben*			
Cevapcici	Erasco	120	502	4
Chin. Schweinefleisch süß-sauer	Erasco	107	447	3
Erbseneintopf mit Speck	Maggi	107	447	3
Hühner-Nudeltopf	Erasco	67	280	3
Hühnerfrikassee	Erasco	99	414	3
Kalbsgeschnetzeltes	Erasco	112	468	4
Königsberger Klopse	Erasco	114	477	6
Lasagne	Erasco	108	451	4
Linsentopf mit Speck	Maggi	83	347	3
Mexikanischer Bohnentopf	Maggi	94	393	2

Lebensmittel	Hersteller	kcal	kJ	Fett in gr
Nasi Goreng/Bami Goreng	Erasco	160	669	4
Nudeltopf mit Huhn	Maggi	115	480	7
Ravioli in pikanter Soße, pro Dose	Maggi	688	2888	24
Ravioli in Tomatensoße, pro Dose	Maggi	688	2896	16
100 g	Maggi	90	376	2
Reistopf mit Hühnerfleisch	Maggi	62	259	3
Rindergulasch	Erasco	103	431	3
Rindfleisch-Nudeltopf	Erasco	58	242	2
Vollkorn Ravioli in pikanter Soße, pro Dose	Maggi	712	3000	25,6
100 g	Maggi	87	367	3

Gerichte aus Trockenprodukten

verzehrfertig zubereitet pro Portion/andere Angaben

Lebensmittel	Hersteller	kcal	kJ	Fett in gr
Chili Pueblo	Maggi	528	2217	19,1
Erbsentopf mit Speck	Knorr	61	255	1
Feine Kartoffeln in Käse Sauce	Maggi	566	2374	27,4
Feine Kartoffeln in Schnittlauch Sauce	Maggi	554	2329	26,3
Feine Kartoffeln mit Broccoli	Maggi	621	2603	33,7
Feine Kartoffeln mit Gartengemüse	Maggi	496	2084	21,4
Feine Kartoffeln mit Pilzen	Maggi	572	2401	27,1
Frühlingsgemüse	Maggi	238	1009	0,9
Huhn	Maggi	236	1003	1
Hüttensnack - Käse Spätzle, 1 Beutel	Knorr	682	2865	25
Hüttensnack - Kraut Fleckerln, 1 Beutel	Knorr	538	2250	5
Hüttensnack - Schinken Hörnli, 1 Beutel	Knorr	589	2455	13

Lebensmittel	Hersteller	kcal	kJ	Fett in gr
Hüttensnack - Spätzle in Soße, 1 Beutel	Knorr	677	2845	24
Hüttensnack - Speck Kartoffeln, 1 Beutel	Knorr	516	2165	21
Kartoffel-Plätzchen, pro Beutel	Pfanni	592	2500	12
Kartoffel-Puffer, pro Beutel	Pfanni	513	2180	< 1
Kartoffel-Schmarrn, pro Beutel	Pfanni	466	1965	10
Käse-Reis	Maggi	317	1335	7,8
Linsentopf mit Speck	Knorr	81	339	1
Maultäschle "Gärtnerin"	Maggi	394	1661	9,6
Mexicana-Reis	Maggi	291	1229	4,9
Mirácoli Avanti!, 2-3 Portionen, + 20 g Butter pro 100 g	Kraft	133	560	3
pro Packung (975 g)	Kraft	1295	5460	29,5
Mirácoli Cravattini, 2-3 Portionen, + 25 g Butter + 200 ml Milch, pro 100 g	Kraft	157	660	4,2
pro Packung (770 g)	Kraft	1145	4830	31
Mirácoli Maccaroni Piccoli, 2-3 Portionen, + 25 g Butter + 200 ml Milch, pro 100 g	Kraft	164	690	4
pro Packung (660 g)	Kraft	1055	4455	25,5
Mirácoli Maccaroni, 2-3 Portionen, + 20 g Butter pro 100 g	Kraft	125	530	2,9
pro Packung (945 g)	Kraft	1180	4990	27
Mirácoli Ravioli Napoli, 2-3 Portionen, + 20 g Butter pro 100 g	Kraft	128	540	4,1
pro Packung (850 g)	Kraft	1090	4580	35
Mirácoli Spaghetti, 2-3 Portionen, + 20 g Butter pro 100 g	Kraft	134	570	2,9
pro Packung (972 g)	Kraft	1310	5520	27,5

Lebensmittel	Hersteller	kcal	kJ	Fett in gr
Mirácoli Spaghetti, 4-5 Portionen,				
+ 30 g Butter pro 100 g	Kraft	123	515	2,6
pro Packung (1625 G)	Kraft	1990	8400	42,5
Mirácoli Spaghetti Carbonara,				
2-3 Portionen, + 20 g Butter,				
200 ml Milch pro 100 g	Kraft	160	675	5,4
pro Packung (895 g)	Kraft	1430	6020	48,5
Mirácoli Tortellini,				
2-3 Portionen,				
+ 20 g Butter pro 100 g	Kraft	175	740	5,5
pro Packung (780 g)	Kraft	1375	5760	42,5
Nudeln al Pesto	Maggi	296	1249	8
Nudeln in Broccoli-Creme	Maggi	312	1313	9,5
Nudeln in Käse-Sauce	Maggi	298	1254	7,8
Nudeln in Madras-Sauce	Maggi	270	1143	4,1
Nudeln in Pilz-Sauce	Maggi	253	1071	4,1
Nudeln in Schinken-Sauce	Maggi	276	1164	6,5
Nudeln in Tomaten-Creme	Maggi	311	1314	7,1
Nudelpfanne "Försterin"	Maggi	650	2748	12,4
Pilz-Kräuter	Maggi	258	1092	2,7
Pilz-Reis	Maggi	307	1297	7,9
Pom Dor - Champignon				
Rahm Kartoffeln, 1 Beutel	Knorr	523	2195	21
Pom Dor - Crème fraîche				
Kartoffeln, 1 Beutel	Knorr	522	2190	20
Pom Dor - Käse Béchamel				
Kartoffeln, 1 Beutel	Knorr	547	2290	23
Pom Dor - Kräuter Sahne				
Kartoffeln,1 Beutel	Knorr	508	2130	19
Ravioli in Kräutersauce	Maggi	303	1273	11,7
Reis Java	Maggi	258	1091	3,7
Reis Szechuan	Maggi	257	1087	4,7

Lebensmittel	Hersteller	kcal	kJ	Fett in gr
Rizi Bizi - Huhn Zucchini Reis, 1 Beutel	Knorr	621	2620	15
Rizi Bizi - Kräuter Champignon Reis, 1 Beutel	Knorr	589	2490	13
Rizi Bizi - Schinken Erbsen Reis, 1 Beutel	Knorr	644	2715	17
Rizi Bizi - Shrimps Safran Reis, 1 Beutel	Knorr	611	2580	13
Rizi Bizi - Steinpilz Käse Reis, 1 Beutel	Knorr	599	2530	14
Rizi Bizi - Tomaten Paprika Reis,1 Beutel	Knorr	507	2155	3
Schinken-Fleckerln	Maggi	647	2740	8,1
Schupfnudeln, pro Beutel	Pfanni	565	2385	6
Spaghetteria Pasta al Funghi, 1 Beutel	Knorr	608	2560	17
Spaghetteria Pasta al Gorgonzola, 1 Beutel	Knorr	696	2925	24
Spaghetteria Pasta al Pesto, 1 Beutel	Knorr	644	2715	20
Spaghetteria Pasta al Pomodoro, 1 Beutel	Knorr	601	2540	9
Spaghetteria Pasta alla Bolognese,1 Beutel	Knorr	664	2795	18
Spaghetteria Pasta alla Panna, 1 Beutel	Knorr	664	2795	22
Spaghetteria Pasta alla Parmigiana, 1 Beutel	Knorr	670	2820	22
Spaghetteria Pasta alla Zucchini,1 Beutel	Knorr	692	2910	25
Spaghetteria Pasta Pomodoro Mozzarella, 1 Beutel	Knorr	582	2465	7

Lebensmittel	Hersteller	kcal	kJ	Fett in gr
Spaghetteria-Gerichte, Nudeln in Kräutersauce, 1 Portion	Knorr	322	1346	10
Spaghetteria-Gerichte, Nudeln in Sahnesauce, 1 Portion	Knorr	335	1400	11
Spaghetteria-Gerichte, Nudeln in Tomatensauce, 1 Portion	Knorr	301	1258	5
Speck-Röstzwiebli	Maggi	254	1076	2
Tomaten-Reis	Maggi	292	1237	2,9
Wan Tan "Singapur"	Maggi	515	2168	15,3
Mehlspeisen, Tiefkühlkost				*je 100 g*
Apfel-Reis-Auflauf	Iglo	109	456	1
Dampfnudeln	Iglo	155	648	3
Germknödel	Iglo	268	1120	4
Hefeklöße	Bofrost	260	1087	4
Maultaschen	Bofrost	208	869	8
Schupfnudeln	Bofrost	149	623	1
Semmelknödel	Bofrost	177	740	1
"Fix für"				*Werte pro Beutel*
Bohnengemüse	Knorr	206	855	17
Braten	Maggi	170	711	8,2
Broccoli-Gratin	Knorr	224	930	17
Broccoli-Gratin	Maggi	196	817	13,8
Chicken Chips	Knorr	75	315	2
Chili con Carne	Knorr	105	440	3
Chili Mexicana	Maggi	125	528	2,5
China-Pfanne	Knorr	113	470	3
China-Pfanne süß-sauer	Knorr	278	1140	2
Curry-Pfanne Oriental	Knorr	386	1540	16
Fix zum Braten	Knorr	363	1515	7
Gemüse Crostini	Knorr	67	280	1
Gemüse-Lasagne	Knorr	130	550	3

Lebensmittel	Hersteller	kcal	kJ	Fett in gr
Gemüse-Lasagne	Maggi	240	1001	14,8
Geschnetzeltes Stroganoff Art	Knorr	191	800	8
Geschnetzeltes Züricher Art	Knorr	320	1330	25
Gulasch	Maggi	209	874	12
Hackbraten	Maggi	380	1598	11,8
Hackfleisch Nudel-Pfanne	Maggi	114	481	3,7
Hähnchen Nudel-Pfanne	Maggi	138	578	6,9
Holzfäller Brot	Knorr	105	440	8
Jäger Nudel-Pfanne	Maggi	146	608	9
Jäger Toast	Knorr	89	370	5
Kartoffel-Gratin	Maggi	215	901	10,5
Kartoffel-Gratin mit Lauch	Knorr	192	795	15
Käse Baguettinos	Knorr	67	280	2
Lasagne	Maggi	182	764	6,2
Lasagne al forno	Knorr	162	680	5
Lauch-Champignon-Gratin	Maggi	231	963	12,3
Möhren-Lauch-Gemüse à la crème	Maggi	274	1138	19,2
Moussaka	Knorr	150	630	3
Nudel-Schinken-Gratin	Maggi	218	906	16
Pfanne Chili con Carne	Knorr	197	830	3
Pfanne Provencal	Knorr	196	820	7
Pfannen-Sandwich	Knorr	92	385	5
Pfannen-Gyros	Knorr	60	255	1
Putengeschnetzeltes	Knorr	197	825	11
Putenschnitzel Parmesana	Knorr	244	1030	4
Rahm-Champignons	Maggi	222	931	11,4
Rahm-Gemüse	Knorr	225	940	16
Rahm-Geschnetzeltes à la crème	Maggi	247	1030	16,1
Ratatouille, Paprikagemüse französische Art	Maggi	182	762	7,5

Lebensmittel	Hersteller	kcal	kJ	Fett in gr
Ratatouille, Paprikagemüse franz. Art	Knorr	95	400	2
Rouladen	Knorr	152	635	6
Rouladen	Maggi	220	921	10,8
Sauerbraten	Maggi	177	743	5,6
Schweinebraten	Maggi	223	930	12,5
Spaghetti	Maggi	127	530	6
Spaghetti alla Carbonara	Maggi	216	899	16,2
Spaghetti Bolognese	Maggi	180	755	6,2
Spaghetti Napoli	Maggi	186	783	5,2
Spinat-Gratin mit Kartoffel-Käse-Kruste	Knorr	444	1860	22
Texas Pfanne feurig scharf	Knorr	130	545	2
Tomaten-Zucchini-Gratin	Maggi	284	1181	20,3
Tortellini al forno	Knorr	127	535	5
Wurst-Nudel-Pfanne	Maggi	205	854	11,3
Würstchen Pfanne Debreczin	Knorr	207	870	10
Zucchini-Moussaka	Maggi	116	489	2,4
Zucchini-Pfanne Toskana	Knorr	169	710	5
Zwiebel-Sahne Hähnchen	Maggi	102	429	2,7

16. Salate, eingelegte Gemüse

Salate und eingelegte Gemüse ohne Dressing		je 100 g/100 ml		
Apfelrotkohl	Hengstenberg	45	188	+
California Salat	"	69	288	1
Fleischsalat	"	254	1062	26
Grüner Pfeffer	"	25	105	1
Karottensalat	"	38	158	+
Kürbis "Henriette"	"	82	343	+
Maiskölbchen	"	43	178	+

Lebensmittel	Hersteller	kcal	kJ	Fett in gr
Meerrettich, tafelfertig	"	128	535	8
Sahne-Meerrettich	"	281	1175	25
Mixed Pickles	"	24	100	+
Polnische Gurken	"	29	121	+
Puszta Salat	"	28	117	0
Rote Bete Scheiben	"	37	153	+
Salz-Dill-Gurken	"	9	38	+
Sellerie, geraspelt	"	26	108	+
Serbischer Bohnensalat	"	68	285	+
Tomatenpaprika	"	30	115	+

17. Lightprodukte

Wurst				je 100 g
Diät Geflügel-Jagdwurst	Becel	185	770	13
Diät Geflügel-Schinkenwurst	Becel	175	728	13,7
Diät Kalbsleberwurst	Becel	255	1050	21
Diät Landleberwurst	Becel	280	1160	24
Diät Teewurst	Becel	295	1215	25
Diät Wiener Würstchen	Becel	272	1126	24
Apfel-Zwiebel-Leberwurst	Du Darfst	261	1083	21
Fleischwurst	Du Darfst	195	810	15
Geflügelmortadella	Du Darfst	191	793	15
Geflügelschinkenwurst	Du Darfst	173	719 *	13
Gemüse-Putenwurst	Du Darfst	106	446	4
Kalbsleberwurst	Du Darfst	260	1070	21
Brühwurst-Aufschnitt	Du Darfst	190	790	14
Mexiko Wurst	Du Darfst	162	676	10
Pfälzer Leberwurst	Du Darfst	250	1050	21
Schinkenwurst-Aufschnitt	Du Darfst	200	830	15
Schnittlauch Leberwurst	Du Darfst	257	1066	21
Teewurst	Du Darfst	310	1275	27

Lebensmittel	Hersteller	kcal	kJ	Fett in gr
Würstchen	Du Darfst	193	793	15
Zarte Wiener	Du Darfst	185	810	15
Fertiggerichte			*pro Fertiggericht*	
Chop Suey	Du Darfst	314	1327	6
Curryhuhn	Du Darfst	363	1529	11
Entenfleisch	Du Darfst	296	1248	8
Gemüsetopf Sizilien	Du Darfst	306	1288	10
Huhn süß-sauer	Du Darfst	320	1355	4
Huhn Toscana	Du Darfst	332	1401	8
Kabeljaufilet	Du Darfst	315	1330	7
Kabeljaufilet Romana	Du Darfst	253	1064	9
Kasseler	Du Darfst	268	1129	8
Pilzragout	Du Darfst	230	970	6
Putenbrust in Salbeisoße	Du Darfst	347	1461	11
Rindergulasch	Du Darfst	370	1560	10
Rinderroulade	Du Darfst	336	1413	12
Rindfleischbällchen	Du Darfst	292	1226	12
Schweinegeschnetzeltes	Du Darfst	310	1305	10
Schweinebraten	Du Darfst	239	1007	7
Tomaten-Zucchini-Gemüse	Du Darfst	222	941	2
Käse			*je 100 g*	
Camembert	Du Darfst	210	874	13
Frischkäse Kräuter mit Buttermilch	Du Darfst	132	551	8
Frischkäse mit Buttermilch	Du Darfst	132	551	8
Knoblauchweichkäse	Du Darfst	219	965	14
Kräuterquark, leichter	Danone	75	325	2,2
Naturkäsescheiben, Aufschnitt	Du Darfst	269	1122	17
Naturkäsescheiben, Edamer	Du Darfst	265	1102	17
Naturkäsescheiben, Gouda	Du Darfst	265	1102	17
Naturkäsescheiben, Rottaler	Du Darfst	294	1227	18

Lebensmittel	Hersteller	kcal	kJ	Fett in gr
Naturkäsescheiben, Tilsiter	Du Darfst	273	1139	17
Schmelzkäse, Kräuter	Du Darfst	191	798	11
Schmelzkäse, Salami	Du Darfst	187	781	11
Schmelzkäse, Schmelzi	Du Darfst	191	798	11
Schmelzkäsescheiben, Allgäuer	Du Darfst	220	920	12
Schmelzkäsescheiben, Holländer	Du Darfst	220	920	12
Schmelzkäsescheiben, Toast	Du Darfst	220	920	12
Streichfette				*je 100 g*
Margarineerzeugnis	Du Darfst	234	962	24
Halbfettbutter	Du Darfst	364	1501	39
Milchprodukte				*je 100 g*
Früchte-Quark, leicht, Aprikose-Maracuja	Milram	82	345	2,7
Erdbeer-Banane	Milram	82	345	2,7
Waldfrüchte	Milram	78	328	2,8
Quark "locker-leicht" Erdbeere	Milram	79	334	1,3
Kirsch	Milram	78	331	1,3
Kiwi	Milram	78	332	1,2
Mango	Milram	73	307	1,3
Banane	Milram	82	346	1,2
Erdbeere/Pfirsich	Milram	77	327	1,2
Bioghurt light	Ehrmann	58	242	1,4
Almighurt light	Ehrmann	58	242	1,4
Früchte-Traum light	Ehrmann	60	253	1,7
Obstgarten Diät	Danone	73	307	1,3
Desserts				*je 100 g*
Dany Sahne Diät Schoko	Danone	73	300	2,9
Dany Sahne Diät Vanille	Danone	70	284	2,7